EL NUEVO ¡SUGAR BUSTERS!®

EL NUEVO ¡SUGAR BUSTERS!®

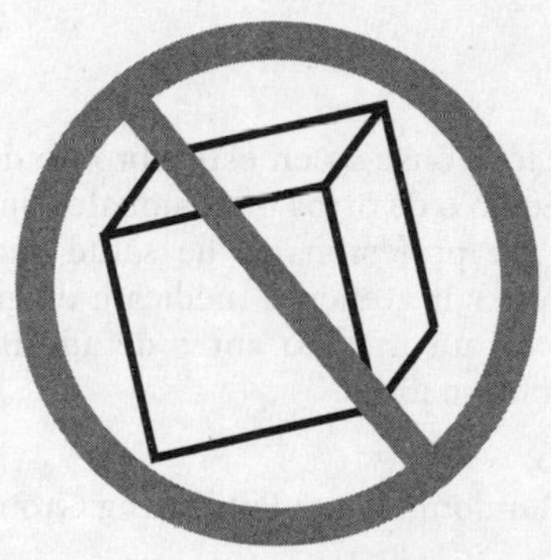

REDUZCA EL AZÚCAR PARA REDUCIR LA GRASA

Revisado y actualizado

H. LEIGHTON STEWARD

MORRISON C. BETHEA, M.D.

SAM S. ANDREWS, M.D.

LUIS A. BALART, M.D.

Traducido al español por Yvonne M. Conde

BALLANTINE BOOKS • NUEVA YORK

La información y los consejos en este libro no deben sustituir los consejos de su médico o de otros profesionales de salud. Le aconsejamos consultar con profesionales de salud acerca de cualquier asunto que podría exigir atención médica o diagnosis y le aconsejamos consultar con un médico antes de administrar o empezar cualquier tratamiento o dieta.

Un Ballantine Book
Editado por The Random House Publishing Group

Por limitaciones de espacio, agradecemos los permisos recibidos en la página 389, lo cual constituye una extensión de esta página.

www.ballantinebooks.com

El número de la Library of Congress está disponible de la editorial a solicitud.

ISBN 0-345-46797-3

Impreso en los Estados Unidos

Primera edición *trade paperback*: septiembre, 2003

10 9 8 7 6 5 4 3 2 1

Dedicado a todas esas personas que han mejorado su peso y su salud en general, especialmente a los diabéticos, quienes confirman que la dieta que los humanos consumieron durante los siglos anteriores, la cual no contenía ni azúcar refinado ni granos refinados, es aún la manera más saludable de comer.

Tabla de contenidos

Prefacio

Los lectores se preguntarán por qué hemos escrito un tomo revisado de *¡Sugar Busters!* ¿Es que acaso necesitan cambiarse las recomendaciones para seguir el estilo de vida *¡Sugar Busters!* ¿O es que el estilo de vida *¡Sugar Busters!* ha resultado ser solamente otra dieta de moda, como algunos críticos dijeron? ¡Absolutamente, no! El estilo de vida ha resultado ser sólido, simple y exitoso, pero aún más importante, es saludable.

El éxito ha creado la necesidad de añadir muchos capítulos nuevos para poder difundir los beneficios de esta manera de comer y vivir. Entre los dieciocho nuevos capítulos se incluyen "La prevención" (que tiene que ver con los problemas de peso y la salud), " La epidemia de la obesidad entre los niños (y qué hacer al respecto), "El ejercicio"(para enfatizar aún más este aspecto tan importante de un vivir saludable), "Los súper alimentos" (para asegurarse de que usted se alimente con lo mejor de lo mejor), "La verdad sobre los refrescos"(para advertir sobre este creciente problema,) y "Cómo calcular la gordura y la obesidad" (para determinar si usted o sus hijos tienen sobrepeso).

También hay capítulos para que se comprenda más profundamente el estilo de vida *¡Sugar Busters!*, incluyendo "El índice glicémico", "Cómo leer las etiquetas", "Los estancamientos en la pérdida de peso", "Cómo llenar y vaciar su alacena", "Planes alimenticios para toda la vida", "Nuevas alternativas en los productos edulcorantes", "¿Se debe o no beber?", "Grasa sí, grasa no", y "El porqué de *¡Sugar Busters!*"

Hemos incluido recetas de restaurantes muy conocidos en los Estados Unidos y alrededor del mundo para que cuando usted viaje sepa dónde encontrar restaurantes que sirven alimentos según el estilo de vida *¡Sugar Busters!*

También usted encontrará, desde la Introducción de este tomo en adelante, referencias a estudios efectuados alrededor del mundo que proveen verificación de los beneficios que ofrecen los diferentes aspectos del estilo de vida *¡Sugar Busters!* Como la mayoría de las dietas están dirigidas a la pérdida de peso, siempre han recomendado reducir las calorías y/o la grasa; esto no es un modo natural de alimentarse, ni para una sociedad próspera ni para los esquimales de América del Norte. Los Estados Unidos necesitan una manera de comer (y de beber) que permita a sus habitantes consumir cantidades razonables de alimentos que mejoren el diario placer de su vida. A la vez, esta nueva manera de comer le ayudará a usted a eliminar el peso indeseado y, más importante aún, los efectos negativos que la manera actual de alimentarse tiene sobre el colesterol sanguíneo, los triglicéridos y enfermedades como la diabetes.

¿Es necesario seguir una dieta para mejorar la salud y el rendimiento de todo el mundo? Un alto porcentaje de nuestra población tiene que tomar decisiones y enfrentarse a niveles de estrés a diario que unos años atrás solamente los tenían los más altos líderes gubernamentales. En nuestras vidas de hoy en día, tanto en la casa como en el trabajo, tenemos demandas constantes: llamadas telefónicas, faxes, velocidad y tráfico excesivos en la carretera y noticias las 24 horas al día, bombardeándonos con asesinatos, pestilencias, catástrofes y guerras. Así que todos necesitamos estar preparados para manejar las demandas físicas y mentales diarias, y un buen estilo de vida es la mejor manera de prepararnos para todos estos desafíos.

Nosotros, como autores, nos sentimos estimulados y motivados para llevar este mensaje a la humanidad—y la humanidad ciertamente está necesitada de ayuda en el campo de los hábitos alimenticios.

Uno de los autores, director general de una compañía del índice Fortune 500 tiene más de sesenta años y está delgado. Ha estado comiendo del modo que este libro recomienda por nueve años y pesa veinte libras menos que cuando empezó, habiendo mejorado significativamente sus análisis de sangre. ¡Y ha logrado todo esto mientras come más de 3,100 calorías al día!

Los tres médicos que han tomado parte en el libro son un cirujano cardiovascular, un endocrinólogo, y un gastroenterólogo. Estos no son médicos comunes. Nuestro cirujano cardiovascular ha sido escogido el mejor cirujano en la ciudad de Nueva Orleáns por sus colegas, el voto más respetado que un galeno puede recibir. El endocrinólogo es miembro del Audubon Internal Medicine Group en el hospital más grande de Nueva Orleáns. Nuestro gastroenterólogo es jefe del Departamento de Gastroenterología del Centro de Ciencias de la Salud de la Universidad Estatal de Luisiana y experto en el metabolismo y la función del hígado. Su labor fue inestimable en señalar las conexiones entre distintas secreciones y el hígado, el órgano donde se fabrica el colesterol.

Agradecimientos

No es fácil encontrar revisiones significativas a un modo de alimentación que le ha funcionado a la raza humana por millones de años. Sin embargo, la documentación y las explicaciones adicionales sobre los beneficios de este estilo de vida pueden ayudar a convencer a algunas personas a que prueben este modo de alimentación. Por lo tanto, agradecemos a aquellos que están haciendo los estudios médicos controlados que siguen validando los principios de *¡Sugar Busters!* Creemos que estos estudios finalmente silenciarán a aquellas personas que teorizan acerca de los regímenes nutricionales basados en intuiciones en vez de datos científicos.

EL NUEVO
¡SUGAR BUSTERS!®

1 | Introducción

Desde que *Sugar Busters! Cut Sugar to Trim Fat* fuera publicado por primera vez en 1995, los estudios clínicos, los testimonios y la literatura nutricional continúan confirmando el éxito y la sabiduría de esta manera de comer. Por todo el país hay muchos médicos que no sólo siguen el estilo de vida *¡Sugar Busters!* sino que también se lo están recomendando a sus pacientes. Los estudios médicos están comprobando que las dietas altas en fibras y bajos en contenido glicémico como la que recomienda el estilo de vida *¡Sugar Busters!* son muy efectivas para controlar el peso y evitar muchas complicaciones médicas. La dieta baja en azúcar, baja en glicémicos y alta en fibra ayuda, y en muchos casos previene, problemas tales como la obesidad, la diabetes, las enfermedades cardiovasculares y muchas otras que se discutirán más adelante en este libro.

Quizá usted ya haya oído hablar de una estadística que indica que sólo en los últimos diez años los casos de obesidad han subido en la misma proporción que en las cuatro décadas anteriores juntas. Aunque no podemos probar o negar la veracidad de dichas cifras, sí es sabido que la obesidad aumenta a tal ritmo que está a punto de reemplazar al tabaco como principal causa de mortalidad en los Estados Unidos. Hace diez años el fumar mataba a 430,000 personas al año y la obesidad a 325,000. Sin embargo, aunque la cifra total de muertes relacionadas con el fumar va en descenso, aquella relacionada con la gordura aumenta.

Afortunadamente, tanto el fumar como el engordar son estilos de vida que uno elige. Todos los fumadores pueden dejar de fumar, y más del 90 por ciento de las personas obesas o con sobrepeso pueden controlar su peso con solo tomar dos pasos: encontrar una manera segura y fácil de lograr esa meta y tratar de hacerlo. Sólo con pensarlo no se adelgaza. Le diremos cómo perder peso y, muy importante, cómo mantenerse en el nuevo peso. A diferencia de tantas dietas que requieren una fase intensiva o de privación y después una fase mas ajustada, el estilo de vida *¡Sugar Busters!* le hace comenzar su dieta de una manera que usted va a poder mantener; sí, que usted podrá mantener el resto de su vida. Al no tener que privarse de cantidades normales de comida, le resultará mucho más fácil de lo que usted se imagina.

¿Cuál es el secreto que hace que el estilo de vida *¡Sugar Busters!* sea tan simple, efectivo y económico? Vamos a reducirlo a su esencia en una sola frase: le recomendamos que usted se alimente igual como lo hacían (hasta hace muy poco) sus antepasados, quienes no comían ningún azúcar refinado y solo ingerían comidas integrales y no refinadas; sólo se alimentaban de lo que les ofrecía la naturaleza. Esta era la alimentación que nos permitió llegar a donde estamos. Era un dieta alta en fibra, baja en glicémico que no contenía azúcar refinado (véase el capítulo 10). La población en general de aquella época no tenía acceso a la miel, salvo un poco que estaba disponible para los jefes o la realeza, o para aquellos que se atrevían a desafiar a las abejas. En esa época, el azúcar y los sabores dulces provenían de los jugos naturales y de los productos vegetales.

¿Qué nos dicen los antropólogos de estos antepasados nuestros? Nos dicen que, al parecer, la obesidad, la diabetes y las enfermedades cardiacas eran prácticamente desconocidas entre ellos.

Recuerden que la segunda causa de muerte (pronto será la primera) al principio del siglo XXI es la obesidad. ¿Y sabe usted cuáles son las dos enfermedades asociadas con la obesidad? Correcto: la diabetes y las enfermedades cardiacas. Para que siga entusiasmado con la forma de alimentarse que se recomienda en este libro, piense en lo siguiente: el doctor Thomas Farley, director del Departamento de Ciencias de Medicina Pública de la Facultad de Salud Pública y Medicina Tropical de la Universidad de Tulane, dijo que en los cuarenta años comprendidos entre 1958 y 1998 la cifra total de estadounidenses diagnosticados con diabetes ¡aumentó un 600 por ciento! Por supuesto que hoy en día hay muchos más pacientes a los que se examina para saber si sufren de esa enfermedad, pero aun así, el aumento en la cantidad de personas que la padecen ha sido enorme. Según el Gobierno, la diabetes le cuesta a los Estados Unidos más de 44 mil millones de dólares al año. Es decir, la situación le cuesta cientos de dólares a cada contribuyente, aunque como usted ya verá, en gran parte esto se podría evitar.

Además de la diabetes, la obesidad puede causarle al obeso y a sus hijos obesos los siguientes trastornos físicos: enfermedades cardiacas, hipertensión, derrames cerebrales, problemas renales, cáncer (del colon, de seno y de la próstata), cálculos en la vesícula biliar, mala circulación (amputaciones), artritis, complicaciones durante el embarazo, irregularidades menstruales y depresión emocional. La diabetes también puede conducir a la ceguera.

Hace más de treinta años, después de los Juegos Olímpicos de 1972, los Estados Unidos se metieron en la onda del mantenimiento físico. Una gran parte de la población empezó a hacer ejercicios. Esto duró como una década. Durante ese tiempo nos aconsejaron que nos alimentáramos a base de una dieta baja en grasa y alta en carbohidratos. Así lo hicimos, pero la obesidad aumentó. Como veremos después, en el caso de las comidas refinadas y procesadas, aunque son bajas en grasa casi siempre tienen un alto nivel de azúcar. Según algunas estadísticas gubernamentales, durante las décadas siguientes el consumo de grasa disminuyó un 16 por ciento, mientras que el consumo de calorías se mantuvo más o menos igual, y la obesidad siguió en aumento. Según el Centro Nacional de Estadísticas sobre la Salud, el 65 por ciento de los estadounidenses padece de sobrepeso y el 30.5 por ciento de obesidad.[1] La obesidad, no solo el sobrepeso, afecta ahora a un 15 por ciento de nuestros niños.[2]

¿Cuáles han sido los cambios más dramáticos en la alimentación y en el estilo de vida en los últimos treinta a cincuenta años?

- Ha habido un gran incremento en el consumo de azúcar refinado.
- Ha habido un gran incremento en el consumo de alimentos bajos en grasa (y en la mayoría de los casos la grasa ha sido reemplazada por más azúcar).
- Ha habido un gran incremento en el consumo de carbohidratos, mientras que disminuyó el consumo de grasa y proteínas.
- Ha habido una disminución de la actividad física.
- Ha habido un incremento en la obesidad y en las enfermedades relacionadas con ella.
- Ha habido un incremento en la diabetes y en las enfermedades relacionadas con ella.
- Ha habido un incremento en el dinero que se gasta en pastillas, pociones y tratamientos.
- Se gasta una cantidad insignificante de dinero en prevención.

¿Habrá alguien que nos haga caso? Nos sorprende que el Gobierno y muchos profesionales en el campo de la nutrición continúen recomendando dietas bajas en grasa y altas en carbohidratos. Mientras usted lee este libro mire a ver si no cree que el estilo de vida *¡Sugar Busters!* le curará de muchos de estos problemas sin tener que tomar pastillas, ni pociones, ni tener que costear los gastos que éstas acarrean.

Por cierto, nosotros no consideramos que el estilo de vida *¡Sugar Busters!* es bajo en carbohidratos. En nuestro antiguo plan de alimentación de catorce días, el 40 por ciento de todas las calorías provenían de carbohidratos, y hemos dicho que probablemente se pueda mantener, e incluso perder peso, si hasta un 50 por ciento de las calorías consumidas provienen de carbohidratos de bajo índice glicémico. Según el director del Departamento de Epidemiología del hospital M.D. Anderson, el hospital más destacado en lo que se refiere a los estudios sobre el cáncer en los Estados Unidos,[3] los carbohidratos altos en fibra y con un índice glicémico bajo (como los que recomendamos en nuestros libros *¡Sugar Busters!*) son los más altos en antioxidantes y los que el hospital M.D. Anderson recomienda a sus pacientes.[4]

Ya que la manera de alimentarse planteada por *¡Sugar Busters!* está compuesta de aproximadamente un 40 por ciento carbohidratos, un 30 por ciento proteínas, y un 30 por ciento de grasa, se trata de una dieta equilibrada. Según el Departamento de Agricultura de los Estados Unidos (USDA, según sus siglas en inglés) una dieta moderada en grasas es, casi con toda seguridad, la más adecuada desde el punto de vista nutritivo porque permite una combinación saludable de todos los grupos de comidas.[5] Esta dieta provee un equilibrio que no requiere suplementos alimenticios.

Además de aprender que nuestro sistema digestivo se desarrolló con una dieta alta en fibra y baja en glicémicos a través de los milenios, ¿qué hace que el estilo de vida *¡Sugar Busters!* funcione bien? Controlar, que en este caso quiere decir reducir, la necesidad que tiene nuestro cuerpo de insulina es la llave para tener un cuerpo esbelto y saludable.

Los alimentos altamente procesados y azucarados que existen hoy en día causan un alza en el azúcar de la sangre, lo cual inmediatamente provoca una demanda por la hormona insulina. La insulina es necesaria para regular los niveles de azúcar del cuerpo. Para ello envía señales a las células para que se vuelvan receptivas a la acumulación de grasas que circulan en la sangre. Casi cualquier médico en los Estados Unidos le dirá que la insulina se conoce como la "hormona que guarda la grasa". Como consecuencia, si usted consume comidas que no crean esta gran necesidad de insulina, el cuerpo no le guardará grasa. Tampoco tendrá que enfrentarse a otros problemas causados por no tener suficiente insulina circulando, como describiremos en el capítulo 8.

Si a usted le gusta comer, este es un libro lleno de

buenas noticias. Si usted elige comer fuera frecuentemente o si su empleo se lo requiere, éste es un libro lleno de buenas noticias. Si quiere que la química del cuerpo mejore mientras se alimenta con comidas sabrosas, éste es un libro lleno de buenas noticias. Si es usted diabético, éste es un libro lleno de buenas noticias. Si desea que sus hijos crezcan esbeltos y saludables, éste es un libro lleno de buenas noticias. Además de todos estos beneficios, usted se sentirá y funcionará mejor en el proceso. Le planteamos una manera de alimentarse que le permitirá comer la mayoría de las comidas en cantidades normales—e incluso posiblemente hasta en mayores cantidades de las que consume hoy en día—.

Usted puede comer tres comidas completas diarias y hasta tentempiés o meriendas apropiadas. Si quiere comer seis comidas pequeñas o tentempiés, también podrá hacerlo. Lo único que no puede comer son algunas frutas y vegetales, y tampoco productos que tengan azúcares adicionales, ni harinas ni granos altamente procesados. Estas comidas son las que requieren la secreción de altas cantidades de insulina para regular el azúcar de la sangre. Simplemente con evitar estos alimentos, usted podrá ponerse más esbelto y, a la vez, más saludable.

Hay otros libros que recomiendan un porcentaje de carbohidratos mucho más bajo que nuestra dieta. Muchos pasan por alto uno de los factores más importantes en un plan de pérdida de peso exitoso y de largo alcance. Esto es, que sólo algunos carbohidratos causan un aumento dramático en la necesidad de insulina por parte del cuerpo. Eliminar la mayoría de los carbohidratos de la dieta quiere decir que se pierden muchas vitaminas, minerales, antioxidantes y otros nutrientes que el cuerpo necesita para funcionar como es debido.

¿Es tóxico el azúcar? En su esencia no lo es, pero se dice que el azúcar refinado en grandes cantidades es dañino, en particular para los diabéticos. Y además contribuye a que muchas personas se pongan obesas. Cantidades significativas de azúcar son derivadas de los carbohidratos en general, (de las frutas, los vegetales, y los granos), pero sólo algunos de estos azúcares le causan tensión a la salud del cuerpo, probablemente a la de la mente y de seguro a la cintura. La fructosa, que es el azúcar que contienen las frutas, casi nunca le hará daño, pero si se come a la hora indebida o en ciertas combinaciones, puede causar problemas digestivos y a veces metabólicos. Por lo tanto, lo que recomendamos es una dieta baja en azúcar y baja en glicémicos. Sin embargo, esto no se puede lograr con solo guardar la lata de azúcar en la alacena.

La base del estilo de vida que le propone *¡Sugar Busters!*—que será detallada mucho más a fondo en los siguientes capítulos—es que lo único que no puede comer en esta dieta son los carbohidratos que causan secreción de la insulina. Usted tiene que eliminar casi por completo las papas blancas, el arroz blanco, el pan de harina altamente refinada, los productos de maíz, las remolachas y, por supuesto, todas los azúcares refinados tales como la sucrosa (el azúcar refinado o de mesa) el sirope de maíz, las remolachas, la melaza y la miel. Tampoco son permitidos los refrescos con azúcar ni la cerveza. Fuera de esto, la lista de comidas permitidas por el estilo de vida *¡Sugar Busters!* es extensa y le deleitará por su amplitud y variedad.

Recuerde que en nuestro cuerpo todos los carbohidratos se deshacen en glucosa (azúcar) lo cual provoca un alza en el nivel de azúcar en la sangre. Entonces el páncreas segrega insulina para disminuir el azúcar en la sangre, pero mucha insulina hace que se guarde grasa, que suban los niveles de colesterol y, posiblemente, cause el depósito de placas en las arterias coronarias. La insulina también inhibe que se deshaga la grasa previamente guardada. Las tablas de la Figura 1 (página 20), extraídas del *Williams Texbook of Endocrinology,* lo explican de un modo muy fácil de entender.

Por cierto, algunas personas son resistentes a la insulina, y, por lo tanto, requieren grandes cantidades de esta sustancia para regular el nivel de azúcar en la sangre. No hemos encontrado nada favorable en tener altos niveles de insulina en la sangre. La insulina no sólo causa que el cuerpo guarde el exceso de azúcar como grasa, sino que también inhibe la movilización de grasa previamente almacenada, aunque uno esté en una dieta de escasa alimentación pero que genera altos niveles de glucosa. La insulina también puede estimular al hígado a que produzca más colesterol.

Quizás usted acepte la conexión entre la insulina y el sobrepeso, pero se pregunte cuáles son los lazos entre la insulina y el colesterol. Veamos la experiencia de uno los autores de este libro.

Al comenzar a comer bistec, costillas de carnero, queso, huevo y otras cosas por el estilo por primera vez en 15 años y notar que su colesterol disminuyó un 21 por ciento y que sus triglicéridos disminuyeron por un 50 por ciento, el autor le dijo a su médico (y coautor) que lo único que tenía sentido era que la bajada de colesterol debía estar relacionada con la bajada de insulina, ya que la mayor diferencia que la dieta le estaba causando era una reducción del nivel de insulina en el cuerpo. Nuestro doctor pausó como tres segundos y dijo: "¿Sabe qué? ¡Tiene usted razón! Cuando las personas prediabéticas llegan a no poder controlarla ni con píldoras, ni con dietas, ni ejercicios y tenemos que darles inyecciones de insulina, sabemos que uno de los primeros efectos adversos será que el nivel de colesterol les aumentará, y mientras continúan las inyecciones de insulina, la persona que padece de diabetes de tipo 2 también comenzará a añadir más tejido graso".

Nuestro médico reconoció la conexión que se suele pasar por alto entre la insulina y el colesterol. Además, nuestro endocrinólogo y coautor verificó que sus pacientes que padecen de diabetes de tipo 2 que requieren insulina tienen el colesterol y los triglicéridos más altos que la media de la población.

Aunque ya estamos en el siglo XXI, pocas personas conocen el nexo entra la insulina y el colesterol. Afortunadamente, más y más personas están reconociendo esta conexión a diario. Muchos de nuestros amigos o pacientes que han cambiado a nuestro estilo de vida bajo en glicémicos y bajo en azúcar nos han escrito diciendo que han disminuido el colesterol por un promedio de 15 por ciento sin hacer ejercicio ni tomar pastillas. ¿Cómo es que aumentaron el consumo de grasa, y a la vez disminuyeron el colesterol, los triglicéridos y su peso? Esto se debe al efecto de tener niveles más bajos de insulina en su sangre.

¿Le suena esto demasiado simple? Pues, en realidad, lo es. Pero es importante que usted comprenda cómo funciona el estilo de vida de *¡Sugar Busters!* Una vez que lo comprenda, confiará que no es otra dieta llena de trucos, lo que quiere decir que probablemente usted seguirá sus indicaciones y disfrutará de grandes beneficios. Así que, por favor, no salte al capítulo 9 ni comience la dieta ya, pues entonces no podrá explicarle a nadie cómo fue que perdió el peso ni cómo volvió a tener un paso ligerito. Aprenda cómo funciona y así entenderá mejor los beneficios y el placer que le puede traer a su vida, una vida que probablemente será más larga y saludable.

Las calorías no son la única respuesta a la pérdida o al aumento de peso. Antoine Lavoisier usó el vocablo *"calorie"* por primera vez. Luego, en el siglo XX, se desarrolló una teoría calórica que explicaba cómo se bajaba o aumentaba de peso. Aunque sus autores declararon después que era una teoría errónea, los nutricionistas ignoraron esta corrección.

Por décadas hemos estado engañados por los vendedores de la teoría de "caloría-entra-caloría-sale", quienes o desconocían la verdad, o tenían sus "razones" para ignorarla. Los datos científicos han estado disponibles en los Estados Unidos por muchos años, esperando que un investigador metódico llegara a esta misma conclusión. Los estadounidenses se gastan 32 mil millones de dólares al año tratando de perder peso, 46 mil millones adicionales en costos médicos relacionados directamente a los problemas causados por la obesidad y 23 mil millones en ausencias del lugar de empleo debido a los mismos problemas. Desafortunadamente, para algunos esto es un incentivo para ignorar una manera de alimentarse que no genera ganancias. Así que prepárese, ya que tendrá que enfrentarse a mucha desinformación, ideas erróneas y propaganda.

¿Qué motiva a tres médicos a revelarle a usted algo que le costará solo unos cuantos dólares más cada año en su factura de la tienda de comestibles y que, encima, le ahorrará el gasto y el tiempo de ir tan a menudo a la consulta del médico? Los efectos de una dieta baja en azúcar pueden que les quiten pacientes a muchos médicos, pero estos están para salvar vidas. El mensaje de este libro puede prolongar las vidas o mejorar su calidad de una forma muy significativa.

¿Y qué tiene de malo adelgazar de otra manera? Algunas dietas son en esencia un régimen de hambre, vaciando el cuerpo de proteínas esenciales, vitaminas y minerales, y que le hacen sentir mal al privarle de cantidades normales de comida. Por supuesto, hay una industria completa que se ha creado para proveer, por un precio, vitaminas y suplementos en todas la cantidades que usted desee. ¿Pero, alguna vez ha probado una píldora que le haya gustado? En vez de tragar una pastilla, ¿por qué no comer un plato lleno de sabrosas frutas, vegetales y carnes, y perder peso en el proceso?

¡Qué desperdicio de dinero es gastar miles de millones de dólares al año tratando de bajar de peso! Le enseñaremos cómo reemplazar los carbohidratos que estimulan la producción de insulina con alimentos sanos que se pueden comprar en cualquier tienda de comestibles. Pero hay que tener cautela en estas tiendas: los fabricantes le han añadido algún tipo de azúcar refinado a casi toda la comida envasada, incluso hasta a alimentos como el chile, porque saben que si no tienen un sabor dulce no puede competir con otras marcas.

Ya hemos hablado demasiado sobre los efectos negativos de la insulina, pero ahora describiremos los beneficios de otra de las secreciones del cuerpo. El glucagón (véase la Figura 1, página 20) es segregado por el páncreas hacia la corriente sanguínea en cantidades significativas después de que se consume algún alimento rico en proteínas. El glucagón ayuda a promover el desalojo de la grasa previamente acumulada. Mientras se queman las reservas alimenticias para satisfacer el requerimiento de energía entre comidas, los altos niveles de glucagón ayudarán a que esa energía salga del neumático que carga usted alrededor de la cintura. La tabla de glucagón demuestra que, una vez que el nivel de glucagón aumenta, se mantiene elevado por bastante tiempo para que usted pueda seguir quemando la grasa desalojada.

Recuerde, la insulina inhibe el desalojo de la grasa ya guardada por su cuerpo. Ya que los alimentos ricos en proteína no estimulan la suficiente cantidad de insulina, este inhibidor no está presente. Sin embargo, un nivel alto de glucagón—lo que desaloja la grasa—*sí* lo está.

La tabla también nos muestra que las comidas ricas en carbohidratos pueden suprimir la secreción de glucagón, así que lo que desaloja la grasa está ausente. Por otro lado, la hormona que promueve el almacenaje, la insulina, sí está presente en cantidades significativas. ¡Y todos sabemos adónde va a parar la grasa cuando se acumula!

¿Está usted listo para más buenas noticias? Siguiendo el patrón de alimentación que le recomendamos, se pueden aliviar muchos padecimientos estomacales. Uno de los autores de este libro, que tomaba antiácidos Rolaids o Alka-Seltzer para los malestares estomacales dos veces por semana, dejó de hacerlo al empezar a comer bistec, costillas de carnero, queso y huevos por primera vez en quince años. El otro cambio que hizo—además de seguir una dieta baja en azúcar y baja en glicémicos—fue sustituir otras bebidas alcohólicas por el vino tinto.

¿Beber alcohol o no? Existen argumentos de ambos lados. Pero nosotros pensamos como piensan la mayoría de los médicos estadounidenses, que el consumo moderado de bebidas alcohólicas le ayudará a subir el HDL o el colesterol "bueno", y que la bebida alcohólica que le beneficia más sería el vino tinto. Se ha demostrado que las poblaciones en países con un consumo más alto de vino tinto que otros licores tienen un índice más bajo de enfermedades cardiovasculares. Los investigadores creen que son primordialmente los polifenoles, incluyendo los flavonoides, en el vino tinto que proveen los beneficios cardiovasculares (véase el capítulo 25).

Una cosa sí es cierta: el alcohol tiene calorías, así que consumirlo no le ayuda a adelgazar. Pero con sólo algunos ajustes sencillos en los hábitos alimenticios, usted podrá perder cantidades importantes de peso aunque continúe bebiendo cantidades moderadas de alcohol tales como el vino tinto.

¿Y el ejercicio? El ejercicio es definitivamente un factor positivo en el estado físico total del cuerpo y la salud, sobre todo si se practica con regularidad y moderación (véase el capítulo 17). Sin embargo, una cantidad moderada de ejercicio no le ayudará a perder peso si usted continua comiendo alimentos que crean una necesidad constante de altos niveles de insulina en su sangre.

Uno de los autores de este libro adelgazó veinte libras y ha mantenido esta pérdida de peso por casi diez años. No está orgulloso del hecho de que no hace deporte, pero la verdad es que no lo hace. Así que la pérdida de las veinte libras no fue porque hizo ejercicio o porque se puso en una dieta baja en calorías. Su pérdida de peso fuc producto de una dieta baja en glicémicos, baja en azúcar y alta en fibra. Éste no es necesariamente un ejemplo que queremos quc usted imite; estamos plenamente convencidos de que el ejercicio es beneficioso para usted. En combinación con el estilo de vida que recomendamos, el ejercicio le ayudará a lograr una mejoría general en el control del peso y en la salud en general.

He aquí una palabra de advertencia: si usted es un fanático del ejercicio o es corredor de maratones, esta dieta puede que no sea la adecuada para usted. El realizar grandes cantidades de ejercicio requiere comidas que generan la suficiente cantidad de glucosa para darle combustible a su motor. Pero las investigaciones científicas están demostrando que son los carbohidratos con un índice glicémico bajo los que proporcionan la mayor cantidad de resistencia.[6]

¿Todas las personas procesan y metabolizan las comidas del mismo modo? No, pero cuando comprenda el mensaje de este libro aprenderá no sólo por qué existen estas diferencias, sino también lo que puede usted hacer para influir de forma positiva en las reacciones de su propio cuerpo a varios alimentos y a las combinaciones de los mismos.

Hagan la dieta que hagan, a algunas mujeres se les hace más difícil bajar de peso que a los hombres. Esto se explica, en parte, por el hecho de que el ritmo metabólico de una mujer suele ser normalmente de 5 a 10 por ciento más bajo que el de los hombres. Esto hace más fácil el engordar y más difícil el rebajar de peso. Las influencias hormonales, presentes, tanto en las mujeres premenopáusicas como en las posmenopáusicas, también pueden ser responsables por las dificultades en perder peso. La terapia hormonal, tanto en las pastillas de control de natalidad o en el estrógeno y en los suplementos de progesterona sintética, puede agravar este problema aún más. En el capítulo 16 se tratarán con más detalle los problemas que algunas mujeres tienen con la pérdida de peso debido al consumo de hormonas.

Por favor, esté al tanto de que algunos de los remedios que se despachan sin receta pueden causar retención de líquidos, aumento de apetito y otros cambios que puedan llevarlo a aumentar de peso. Sin embargo, todas las personas, especialmente las mujeres, deben de ser cautelosas al tomar o dejar de tomar cualquier tipo de medicamento sin consultar a sus médicos.

¿Y qué hay de los suplementos "quema grasa" que, se supone, estimulan el metabolismo sin hacer ejercicio? Según el boletín *Tufts University Health and Nutrition Letter* del mes de mayo de 2002, casi todos contienen efedra, lo que no sólo le puede estimular el metabolismo, sino que también puede causar arritmias, hipertensión, dolores de pecho, derrames cerebrales, ataques al corazón, ataques neurológicos, e incluso la muerte. La efedra ha sido lanzada al mercado como un suplemento dietético y no como un fármaco, y los suplementos—al contrario de los fármacos—no están regulados. Así que se aconseja a los consumidores que tengan cautela.

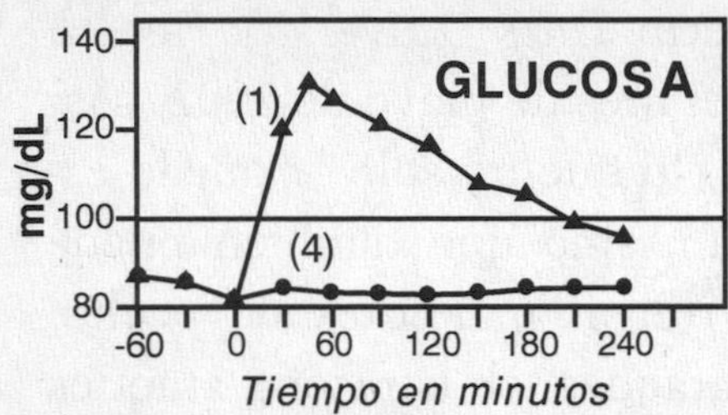

▲ **Comida alta en carbohidratos**
● **Comida alta en proteínas**

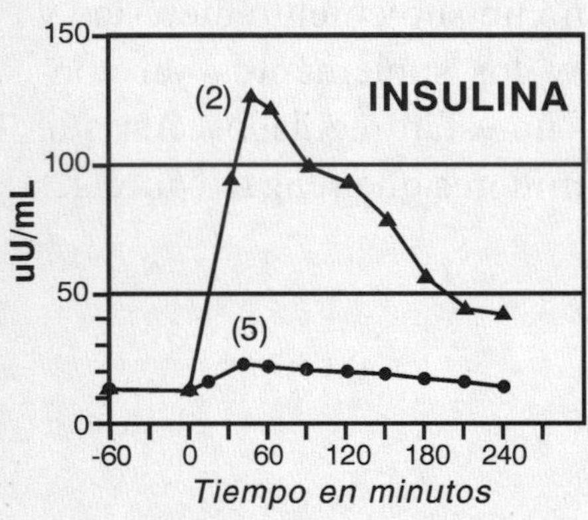

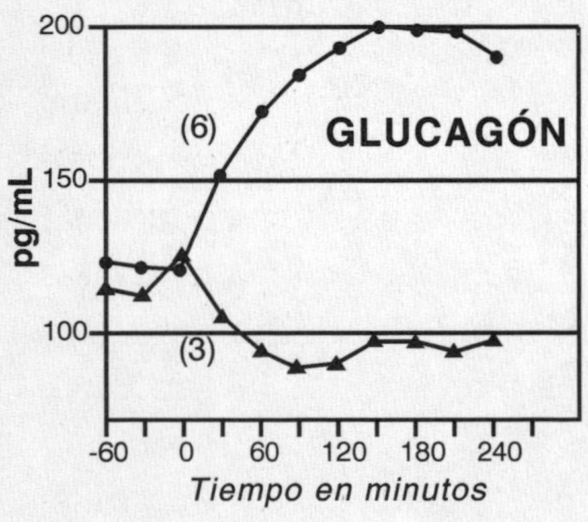

Figura 1.
Después de una comida alta en carbohidratos, los niveles de glucosa suben rápidamente (1), estimulando la liberación de insulina (2), que promueve la utilización de la glucosa, pero también le envía una señal al cuerpo para que guarde la grasa y prevenga la movilización de la grasa ya almacenada anteriormente. La secreción de glucagón es reprimida por el alto nivel de glucosa (3). Sin embargo, una comida alta en proteínas sólo causa una subida imperceptible de glucosa en la sangre (4) y, como consecuencia, un pequeño aumento de insulina (5), pero un aumento significativo del nivel de glucagón (6). El glucagón promueve la movilización de las grasas previamente guardadas.

Fuente: Modificado de Wilson y Foster (1992)

2 | El índice glicémico

El índice glicémico (IG) mide la cantidad específica de carbohidrato ingerido (normalmente 50 gramos) que causa que el azúcar de una persona suba y se mantenga elevado por un tiempo, relativo al efecto de la glucosa pura en el azúcar sanguíneo (al cual se le asigna un IG dc 100). Para determinar el índice glicémico de las comidas, se consumen la glucosa y las comidas en días separados, las muestras de sangre se toman en condiciones supervisadas y luego se miden los resultados en un laboratorio. Estas medidas son estudiadas de forma precisa y científica. Para dar cabida a las variaciones metabólicas del individuo, las pruebas se repiten por lo menos una vez más en días separados. Para tomar en cuenta las variaciones naturales de las reacciones metabólicas de distintos individuos, la prueba de índice glicémico se les hace por lo menos a doce personas diferentes y de ahí se calcula el promedio final para así llegar a la cifra final.

¿Podría esta cifra final variar entre distintos grupos de doce personas? Quizá un poco. ¿Podría la procedencia étnica y el historial de alimentación de diferentes personas ser causa de una discrepancia en las cifras? Probablemente sí. En el futuro, cuando se midan más respuestas IG, se medirán en muchas personas más y, por lo tanto, el IG de cada grupo será más preciso. Aun así, los IG relativos—tal como se publican hoy por hoy—son una buena indicación no sólo de cómo una cantidad determinada de un alimento específico afecta al nivel de azúcar en la sangre, sino que también miden la cantidad de insulina que se necesita para bajar el azúcar a un nivel normal.

Uno de los factores que causa variaciones en los resultados del IG es que, en algunos casos, diferentes variantes del mismo tipo de frutas, granos y vegetales pueden causar varias discrepancias en la reacción glicémica. Por ejemplo, se ha medido que el maíz de Nueva Zelanda tiene un IG de 48, mientras que los maíces más dulces de las tiendas de comestibles estadounidenses han llegado a medir un IG de 60. Del mismo modo, una naranja que se compra en Dinamarca tiene in IG de 31, mientras que una que se compra en Canadá tiene uno de 51.[1] Las variaciones también pueden ocurrir en las medidas IG de alimentos individuales del mismo tipo cosechados en los Estados Unidos. También puede ocurrir que la madurez de las frutas ocasione variaciones. Por ejemplo, los plátanos maduros tienen un IG más alto que los plátanos más verdes y menos maduros.

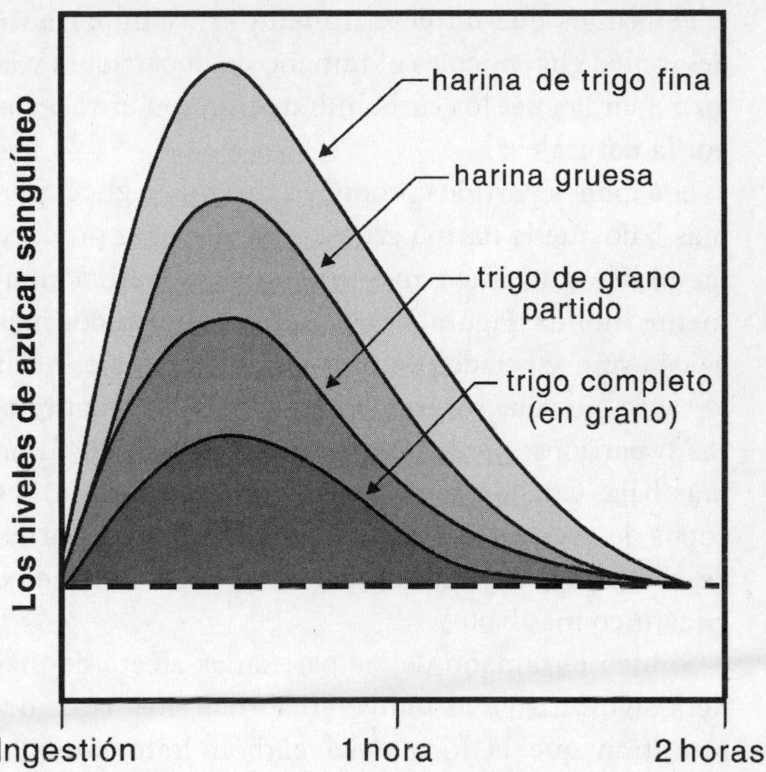

Cuanto mayor sea el tamaño de la partícula, más bajo es el índice glicémico.

Figura 2.

Efectos del procesamiento del grano

Fuente: Permiso de reimpresión de *The GI factor* © 1996 Jennie Brand Miller, Kaye Foster-Powell y Stephen Colagiuri. Publicado por Hodder Headline Australia. Todos los derechos reservados.

Pensamos que un determinante muy importante del índice glicémico es el tamaño de la partícula y la forma en la cual los carbohidratos fueron envasados por la naturaleza.

Los granos partidos producen un índice glicémico más bajo que la harina gruesa, que a su vez produce un índice glicémico más bajo que la harina finamente molida (Figura 2). Los índices glicémicos más bajos están asociados con los granos integrales.[2] Por lo tanto, no debe sorprender que los granos, completos o partidos, produzcan una reacción de insulina más baja. Cuando se comparan la avena entera, los copos de avena o la avena finamente molida (harina de avena), es la avena entera la que tiene el índice glicémico más bajo.

Si bien el tamaño de las partículas afecta de manera significativa al índice glicémico, los datos demuestran que la forma del carbohidrato también contribuye a las diferencias glicémicas. Por ejemplo, cuando se cocinan, los almidones se tornan gelatinosos. Las partículas o gránulos se hinchan, ya que absorben el calor y el agua durante la cocción. Esto lleva a que se rompa el gránulo, exponiendo las moléculas individuales del almidón, y así se incrementa la susceptibilidad del almidón a la digestión enzimática. Esto a su vez lleva a una absorción más rápida a través de las paredes musculares del intestino delgado. Cuando se absorben los carbohidratos de manera rápida se estimula más insulina que la misma cantidad de carbohidrato absorbida de manera más lenta. Existen estudios médicos que han demostrado que el procesamiento de los productos de trigo conduce a que estos alimentos tengan un índice glicémico más alto. La manera en que se procesan los alimentos en la época moderna—el inflarlos, la extrusión termal, los tratamientos mecánicos intensivos y el enlatado—los alteran notablemente. Por lo general, los productos menos procesados tienen un índice glicémico más bajo y, por eso, cuanto más se procesan los carbohidratos—tales como el arroz, el maíz, y el trigo—más alto es su índice glicémico. Un punto muy interesante y útil es que se ha reportado que el añadir vinagre o jugo de limón o de lima (limón verde) a los alimentos disminuye el índice glicémico de los mismos.

Las personas que tengan acceso a un monitor de glucosa pueden calcular su reacción glicémica aproximada a un alimento específico si se hacen una prueba después de estar en ayunas y otra después de consumirlo.

¿Pero qué es lo verdaderamente importante? Creemos que escoger comidas basadas en su IG relativo es una manera muy valiosa de ayudarlo a seleccionar los alimentos que le ayudarán a controlar su peso y que, además, le proveerán las vitaminas, minerales y otros nutrientes que se necesitan para tener una salud óptima.

No somos los únicos que compartimos este punto de vista. El doctor David S. Ludwig, de la Universidad de Harvard y director del programa para el control de la obesidad en el Children's Hospital de Boston, afirma que el IG es muy útil para ayudar a aquellos que desean elegir una dieta saludable. Sin embargo, el doctor Ludwig recomienda—igual que nosotros—que también tiene que tener en consideración la cantidad que usted consume de un alimento específico.[3] La doctora Susan Roberts, profesora de Nutrición de la Universidad Tufts dice: "Yo estoy convencida de que las dietas con IG bajos ayudan a la personas a perder peso". Asimismo, la doctora Christine L. Pelkman, investigadora de la Universidad Estatal de Pensilvania dice: "Nos estamos dando cuenta de que los tipo de carbohidratos que se consumen tienen un gran impacto en la salud", y de que "el índice glicémico le ayuda a escoger los carbohidratos mejores y más beneficiosos".[4]

La doctora Christiane Northrup, autora de un excelente libro titulado *The Wisdom of Menopause*, escribe favorablemente sobre el uso del índice glicémico para escoger los alimentos que se deben ingerir. En su libro la doctora menciona a *¡Sugar Busters!* como uno de los pocos libros de dieta o estilo de vida que ella recomienda que se lea y que se siga si se desea mantener una dieta saludable.

En una porción normal se consumen grandes cantidades de algunos carbohidratos y pequeñas cantidades de otros carbohidratos. En nuestro libro anterior aludimos a cómo el comer una papa blanca asada tiene un impacto poderoso en aumentar el azúcar de la sangre. Una papa promedio pesa 8 onzas. Como una papa blanca está compuesta de un 35 por ciento de carbohidratos, esto equivale a aproximadamente 80 gramos de carbohidratos con un IG altísimo de 95. Si quiere comparar el efecto estimulante que tiene la papa en el azúcar de la sangre comparada al azúcar de mesa—el cual tiene un IG de 65,[5]—encontrará que debe tomar 118 gramos de azúcar para que tenga el mismo impacto que una papa. ¡Eso sería el equivalente a $29\frac{1}{2}$ cucharaditas de azúcar! (Una papa de 6 onzas sería el equivalente a 22 cucharaditas de azúcar y una de 10 onzas a 37 cucharaditas). Si aún está decidido a comerse una papa blanca, por favor cómase la cáscara, ya que es ahí donde se concentra casi toda la fibra y muchos de sus nutrientes. Un excelente sustituto de una papa blanca sería una porción de lentejas cocinadas, ya que estas tienen un IG de solo 28, resultando en un impacto de solo $4\frac{1}{3}$ cucharaditas de azúcar de mesa. La reacción glicémica en la mayoría de los frijoles secos es similar, aunque sí un poco más alta.

Sin embargo, no tenga miedo de ingerir un poco de azúcar a través de los carbohidratos. De ahí es de donde usted saca su energía. El problema está simplemente en el hecho de que una porción de comida con un índice glicémico alto le puede proveer tanta azúcar y energía potencial que le llega a sobrar, y por lo tanto se le convierte en grasa.

Por cierto, ¡los críticos tenían razón! Una zanahoria, aunque tiene un IG alto, está compuesta de un 93 por ciento de agua y solo un 7 por ciento de carbohidratos, así que consumir zanahorias—aunque tengan un IG alto—en cantidades normales no le dará una reacción que le estimule el azúcar sanguíneo. Así que disfrute de vez en cuando de los beneficios nutricionales de porciones moderadas de zanahorias.

La Universidad de Harvard ha planteado que los alimentos se deben medir según su carga glicémica (CG). Esto se hace multiplicando la cantidad de gramos que tienen los carbohidratos en una porción normal de un alimento por el IG del mismo.[6] Este método es sensato, lógico y lo apoyamos como otro instrumento útil para escoger los carbohidratos correctos para alimentarse según el enfoque glicémico. Predecimos que en el futuro el IG y la CG de las comidas en general estarán disponibles para una amplia variedad de alimentos, lo cual le ayudará a planear y seleccionar mejor sus comidas.

Una vez más, queremos decir algo sobre el consumo de tanto azúcar refinado: no hay vitaminas, minerales, trazos de elementos ni fibra en el azúcar de mesa, solo hay calorías vacías.

Figura 3.
El índice glicémico

(Compilado de múltiples estudios sobre los glicémicos. Las medidas usadas en los productos de granos, frutas y vegetales estadounidenses se usan según su disponibilidad. Los números están redondeados, ya que los resultados varían de persona en persona y de grupo en grupo).

Granos, panes y cereales

Es muy difícil encontrar cereales para el desayuno que sean procesados sin que les añadan uno o más tipos de azúcar. Hasta algunos copos de cereal están recubiertos de azúcar. Le recomendamos que coma panes integrales que tienen los granos más intactos o de grano partido lo más posible. Cuanto más alto sea el porcentaje (50 por ciento o más), mejor es.

Otro problema se encuentra en los panes que contienen harina enriquecida. Esto significa que inicialmente el grano fue tan procesado que lo despojaron de las vitaminas y los minerales y, por lo tanto, han tenido que reemplazarlo (enriquecerlo). Lea las etiquetas cuidadosamente y escoja aquellos panes que tengan muy poco o ningún azúcar añadido, el contenido más alto de fibra o salvado y los granos menos procesados. También evite los cereales basados en el maíz.

De las pastas, las de grano integral—molidas a la piedra—son las mejores, seguidas por las de trigo integral, menos elaboradas y molidas a la piedra.

NIVELES ALTOS

Pan blanco o de molde	**75-95**	**Arroz instantáneo**	**90**
Pan francés	**75**	**Rice Cakes**	**80-90**
Cereal Cornflakes	**90**	**Pretzels de harina blanca**	**80**

Maíz	75
Chips de maíz	75
Galletas Graham	75
Galletas normales	75
Bagel de harina blanca	75
Cereal Total	75
Cereal Cheerios	75
Trigo inflado	75
Cereal Grape Nuts	75
Muffin inglés	75
Cruasán	70
Arroz blanco	70
Masa de taco	70
Crema de trigo	70
Cereal Shredded Wheat	70
Cereal Special K	70
Melba toast	70
Mijo	70
Galletas de trigo integral	65
Cereal Nutri-Grain	65
Stoned Wheat Thins	65
Pasta normal	65
Cereal Raisin Bran	60
Cuscús	60
Harina de maíz	70
Arroz basmati	60
Espaguetis, harina blanca	60

NIVELES MODERADOS

Pan de pita normal	55
Pan de centeno, o de masa fermentada	55
Arroz silvestre	55
Arroz integral	55
Harina de avena	55
Muesli sin azúcar	55
Pan de centeno entero	50
Pan de trigo partido y bulgur	50
Pan con alto porcentaje de grano trigo partido	50
Arroz entero	50
Pan de salvado y avena	50
Tarta de panetela esponjosa	45
Pan de pita, de trigo de grano partido que ha sido molido a la piedra	45
Grano de trigo	45
Grano de cebada	45
Pasta de grano integral	45
Cereal All Bran, sin azúcar añadido	45
Espagueti de grano integral	40

NIVELES BAJOS

Grano de centeno	35

Vegetales

La mayoría de los vegetales son muy buenos, ya que proveen muchos de los carbohidratos naturales que debemos de incluir en nuestras dietas diarias. Sin embargo, algunos estimulan una secreción excesiva de insulina y, por lo tanto, se deben evitar. Para una lista más completa de los vegetales aceptables, por favor véase la Figura 9 (página 103).

NIVELES ALTOS	
Papa asada	95
Papa majada (puré de papas)	95
Chirivía o pastinaca	95
Zanahoria	85*
Papas fritas	80
Remolacha	75
Maíz dulce, elote o choclo	60
NIVELES MODERADOS	
Batata, boniato o camote	55
Ñame	50
Guisantes, arvejas	45
Frijoles de carita	40
NIVELES BAJOS	
Frijoles secos	30-40
Judías o alubias rojas	40
Judías verdes, ejotes, porotos verdes, chauchas	40
Garbanzos	35
Frijoles de medialuna, habas	30
Frijoles negros	30
Butter bean (tipo de frijol blanco, judías blancas)	30
Kidney bean (tipo de frijol colorado, judías o porotos)	30
Lentejas	30
Semillas de soja	15
Vegetales verdes (Figura 9)	0-15

* Los carbohidratos de las zanahorias tienen un índice glicémico alto, pero solamente un 7 por ciento del peso de una zanahoria está formado por carbohidratos, así que está permitido consumir cantidades moderadas de zanahorias.

Frutas

Las frutas son una gran fuente de azúcar, ya que, generalmente, suelen tener un efecto estimulante bajo o moderado en la insulina, y también suministran las vitaminas necesarias para una buena salud. Como se ha explicado, las frutas le caen mejor al sistema digestivo si se comen por sí solas. Aunque no están enumerados individualmente, los jugos de frutas suelen tener un índice glicémico más alto que las frutas en sí.

NIVELES ALTOS			
Melón de agua, sandía	70	Melocotones	40
Piña	65	Ciruelas	40
Pasas	65	Manzanas	40
Plátanos maduros	60	Naranjas	40
		Jugo de manzana	40
NIVELES MODERADOS			
Jugo de naranja de concentrado	55	**NIVELES BAJOS**	
Mango	50	Albaricoque, chabacano o damasco seco	30
Kiwi	50	Toronja o pomelo	25
Uvas	50	Cerezas	25
Plátanos (de cocinar)	45	Tomates	15
Peras	45	Albaricoque, chabacano o damasco fresco	10
Jugo de naranja fresco	45		
Plátanos verdes	45		

Productos lácteos

Los productos lácteos también proveen muchas de las vitaminas necesarias para la buena salud. Es más, con la excepción de los productos lácteos a los cuales se les han añadido azúcar, todos poseen un efecto estimulante de la insulina de niveles moderados a bajos. Pero, por favor, no se exceda en la cantidad de grasa saturada que se ingiere a través de estos productos.

NIVELES ALTOS			
Helado de alta calidad	**60**	**Leche entera (con grasa)**	**›30**
		Leche descremada (sin grasa)	**‹30**
NIVELES MODERADOS			
Yogurt con fruta añadida	**35**	**Yogurt sin azúcar**	**15**

Varios

NIVELES ALTOS		**Rositas o palomitas de maíz**	**55**
Maltosa (como en la cerveza)	**105**		
Glucosa	**100**	**NIVELES BAJOS**	
Miel	**65**	**Nueces**	**15-30**
Azúcar refinado	**75**	**Maní, cacahuete**	**15**

3 | Una breve historia del azúcar refinado

Mientras nuestro sistema digestivo evolucionaba a través de los siglos, el mundo no conocía el azúcar refinado ni los carbohidratos de índice glicémico alto. Aun así, nuestros antepasados prosperaban, aunque vivían en condiciones físicas difíciles. De vez en cuando, en algunos lugares había un poco de miel o de azúcar disponible, pero la mayoría de la gente nunca supo nada del azúcar refinado durante centenares de miles de años.

Al principio nuestros antepasados no se podían dar el lujo de comer una combinación de alimentos. Se nutrían como lo hacen los animales de hoy en día (a no ser que forcemos a nuestras mascotas a comer de manera diferente); o sea, nuestros antepasados comían una sola cosa a la vez, y en su forma totalmente cruda. No comían carbohidratos que requerían grandes cantidades de secreción de insulina. Los alimentos básicos de nuestra dieta de hoy—el pan blanco, el arroz blanco, las papas blancas, los azúcares refinados, las frutas y los vegetales híbridos, y los refrescos—no estaban disponibles. Por cientos de milenios, nuestros antepasados sólo se alimentaron a base de una dieta baja en glicémicos. En aquel entonces probablemente no había un día durante toda la vida en que el páncreas se viera obligado a suministrar la cantidad de insulina que tiene que producir casi todos los días de nuestra vida moderna.

Un ejemplo visual de cómo en los últimos 15 siglos hemos ido de consumir desde cero azúcar refinado, al consumo diario promedio de solo azúcar refinado, se muestra en la Figura 4 (página 36). Piense en cuanta más glucosa (azúcar) se genera con las combinaciones de carbohidratos y almidón de nuestra "dieta balanceada estadounidense", como la papa blanca asada, ¡que ni siquiera aparece en las estadísticas comparativas!

Hemos refinado el azúcar en un espacio de tiempo equivalente a lo que sería a un parpadeo en la historia de la evolución digestiva del ser humano. Piénselo bien: el azúcar refinado y la harina refinadas son alimentos "nuevos". ¿Es entonces sorprendente que los casos de diabetes y de intolerancia hacia la glucosa aumentan cada vez más? Quizá estemos ingiriendo demasiado azúcar y, por lo tanto, estamos gastando o dejando exhausto a nuestro páncreas, que seguramente no evolucionó para producir las cantidades de insulina que una dieta típica moderna requiere.

El azúcar refinado no existió en ninguna parte del mundo hasta el año 500 d.C. Los antiguos libros

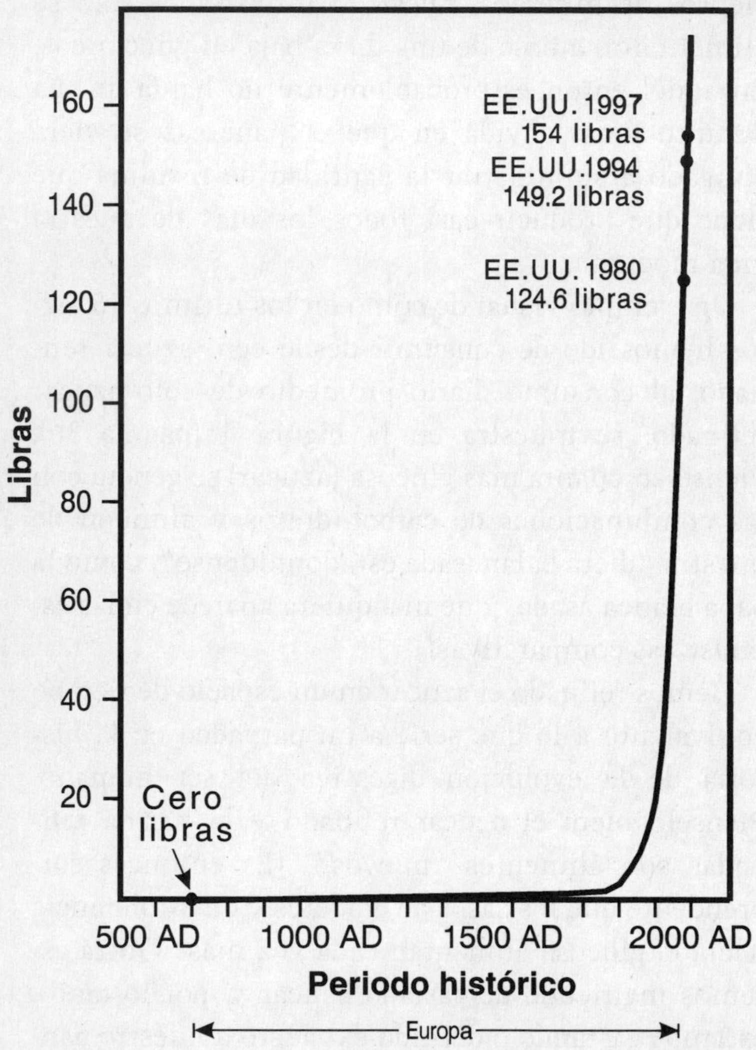

Figura 4.

Consumo total de azúcar refinado por persona, por año

Fuente: Departamento de Agricultura de los Estados Unidos

sagrados de las principales religiones del mundo ni lo mencionan. Sí mencionan la miel, pero no el azúcar. Los primeros escritores e historiadores no tenían una palabra para el azúcar. Si la hubieran tenido la hubieran mencionado señaladamente, ya que todas las sociedades que conocen el azúcar quedan enganchadas por sus encantos y, desafortunadamente, por sus efectos negativos. Considere un poco la historia de tres de los alimentos con índices glicémicos altos que no les estaban disponibles a nuestros antepasados. Las papas blancas son oriundas de América del Sur y, por lo tanto, no fueron descubiertas por los europeos hasta el 1537. El arroz blanco no fue introducido a la sociedad occidental hasta el año 600 d.C. El pan blanco no se hizo común hasta el 1875, más o menos, cuando la acería de rodillo se inventó. Ni las papas ni el arroz se mencionan en la Biblia.

En 1647 un médico llamado Thomas Willis publicó sus estudios sobre la diabetes y sobre algunos de los efectos nocivos del azúcar. El doctor Willis fue uno de los pocos que investigó este asunto.

En el siglo XX se hicieron más intentos, con poco efecto, de alertar al mundo de los peligros de esta sustancia refinada. En 1976 William Dufty publicó *Sugar Blues* y, según el autor, su fuente de inspiración fue la actriz Gloria Swanson quien reconoció los efectos venenosos del azúcar en su cuerpo y su mente. La señora Swanson padeció de depresión hasta que eliminó el azúcar de su dieta.

Las investigaciones de Dufty, que recapitularon las observaciones de las primeras personas que escribieron sobre el azúcar, señalaron los profundos efectos negativos que tuvo el azúcar entre los primeros ejércitos, e incluso entre naciones enteras, luego que el azúcar se introdujo en país tras país. Dufty plantea un argumento fuerte (y lógico) que explica cómo la incidencia de la diabetes y de otras enfermedades aumentó significativamente con el incremento en el consumo de azúcar refinado.

Entonces ¿por qué es que las advertencias de los médicos y la perspicacia de los que batallan contra el azúcar nunca han tenido éxito? Por doscientos años los intereses que se encuentran detrás del azúcar refinado han gozado de mucho poder. El dinero que estaba en juego en el comercio internacional del azúcar era mucho. Hasta la esclavitud se propagó como resultado de estos intereses. El *lobby* proazúcar por parte de los cultivadores de la planta, de los fabricantes de refrescos y de la industria de alimentos empacados ha sido muy efectivo en lo que se refiere a influir sobre nuestro Gobierno. ¿Habrá algún político que les quiera decir a sus constituyentes que no deben comer más azúcar?

¿Es indebido que alguien cabildee por su propio producto? No, pero no está bien minimizar los serios efectos adversos del consumo de mucho azúcar refinado, tales como el incremento en los casos de diabetes, una enfermedad con severas consecuencias para muchos de los órganos del cuerpo.

Puede ser que la razón por la cual la sociedad ignora los efectos nocivos del azúcar se deba a nuestra tendencia a hacer oídos sordos a lo que no queremos oír. La información sobre los problemas de la salud que el azúcar puede causar ha estado disponible por largo tiempo, pero la gente sencillamente no ha querido oír el mensaje. Igual que los alcohólicos adictos al alcohol, nuestra sociedad está adicta al azúcar. La gente dice: "¡No me vayas a decir que el azúcar también es malo para la salud!".

Pero cuando publicamos nuestro primer libro nosotros mismos, sólo tomó un poco más de dos años para que se vendieran más de 200,000 ejemplares y para que lograra tener una legión de seguidores. Como el libro no tuvo publicidad, el interés del libro se propagó de boca en boca. Siguiendo el éxito de ese primer libro, y antes de que se publicara éste, la versión profesional, de pasta dura, de *Sugar Busters! Cut Sugar to Trim Fat* llegó al primer lugar en la lista de libros de mayor venta del periódico *New York Times*, permaneció en ella durante varios meses y vendió más de dos millones de ejemplares. La gente necesitaba un libro sincero y una explicación sencilla de cómo el consumo de azúcar y otros carbohidratos de índice glicémico alto engordan y dañan la salud.

Hay alguna información interesante sobre el promedio de vida que puede que le sorprenda. La estadística que dice que la expectativa de vida de los hombres aumentó un 50 por ciento en el siglo pasado es precisa, pero engañosa, ya que se debe casi en su totalidad a la disminución en la tasa de mortalidad infantil. Los estadounidenses de mediana edad sólo viven un par de años más de lo que vivían en el año 1900, a pesar de que existen vacunas contra la influenza, la penicilina para la neumonía, los antibióticos, la tecnología preventiva, los trasplantes y múltiples sistemas de apoyo y de mantenimiento de la vida (todo lo cual tiene su impacto en casos individuales, pero aquí lo que nos importa más son las estadísticas en lo que se refiere a la población en general).

También tenemos refrigeración y tecnologías más avanzadas en lo que se refiere a los envases, lo que nos permite comer una gran variedad de alimentos durante el año entero. Y, además, usted no puede ir a un almacén de alimentos o farmacia sin encontrar múltiples estantes llenos de vitaminas, minerales y otros suplementos.

Entonces ¿por qué será que toda esta medicina preventiva, una dieta balanceada disponible el año entero y la tecnología de apoyo a la vida han resultado en sólo una extensión de dos años de vida en un hombre de mediana edad?

Creemos que el principal culpable es el cambio significativo que ha tenido lugar en los alimentos refinados, incluyendo el azúcar refinado. Esto le ha hecho a toda población exactamente lo que le hizo a la realeza en los siglos pasados. Los privilegiados podían comprar pan blanco y mucho azúcar, lo que rápidamente tuvo un efecto grave, haciéndolos engordar y provocándoles gota y diabetes. Que tengamos alimentos de todas las variedades no significa que comamos mejor, ni tan siquiera tan bien como nuestros ancestros, que comían de la manera para la cual fueron diseñados sus sistemas digestivos. Es más, creemos que la calidad general de vida de un hombre de mediana edad, a pesar de las maravillas médicas, ha disminuido. Los milagrosos avances médicos han sido compensados por un tremendo aumento en el consumo de azúcar, como se ve en la Figura 4 (página 36) y en el consumo de otros alimentos altos en glicémicos y bajos en fibra.

Cuando uno ve el aumento en las enfermedades causado por nuestro enorme consumo de azúcar refinado y otros carbohidratos, sería muy lógico añadir el azúcar refinado a la lista de alimentos que son o que pueden ser nocivos para la salud. Puede que demasiado azúcar sea el culpable número uno de haber disminuido la calidad de vida y de ser la causa de muchas muertes prematuras. Existen claras pruebas que nos permiten llegar a esta conclusión.

Si el mensaje de que el azúcar causa muchas enfermedades aún no se ha tomado en serio, ¿por qué pensamos que merece la pena escribir otro libro sobre el tema? El exceso de insulina está causando problemas que pueden matar a las personas prematuramente; incluso aquellos que llegan a una edad mayor tienen una calidad de vida reducida. Hasta hace muy poco, la importancia de la insulina era ignorada en la mayoría de la literatura nutritiva y dietética. El "nexo de la insulina" necesita ser comprendido mejor, y debe de ser repetido una y otra vez hasta que se entienda.

Usted se puede beneficiar de una dieta baja en azúcar. En lo que se refiere a esto, hay un antiguo cliché que es muy apropiado aquí: "Hoy es el primer día del resto de su vida". Piénselo bien.

En conclusión, los principios básicos delineados en *¡Sugar Busters!* han sido comprobados por el sistema digestivo a través de los siglos. El estilo de vida que le proponemos con la serie *¡Sugar Busters!* no es como otros programas dietéticos y alimenticios que prometen mucho, pero dan poco. Muchas veces se comprueba que estas nuevas promesas son falsas o ineficaces después de varios años de investigación. Peor aún, algunos de los planes y pastillas dietéticas resultan peligrosos para nuestra salud. Pero cada vez que sale a la luz una nueva idea sobre las dietas, alguien gana dinero con sus ventas. Por el contrario, el seguir los principios del estilo de vida *¡Sugar Busters!* no le costará casi nada.

4 Cómo calcular la gordura y la obesidad

¿Cómo sabe usted si sus hijos tienen un peso normal o si están gordos u obesos? No siempre se sabe por su apariencia física, o la de sus hijos, o comparándose con los demás. El peso promedio de los niños y los adultos ha aumentado dramáticamente en las ultimas décadas, y al volverse la población más gorda la percepción de lo que es el peso normal ha cambiado. El índice de masa corporal (IMC) es un instrumento establecido para determinar la cantidad de grasa en el cuerpo, tanto en los adultos como en los niños.

El IMC es un cálculo del peso de la persona relativo a la estatura. Se calcula de la siguiente manera: primero se divide el peso en libras por la estatura en pulgadas. Después se divide este resultado otra vez entre la estatura en pulgadas y, finalmente, se multiplica el resultado por 703. Por ejemplo, si usted pesa 140 libras y mide 5 pies (60 pulgadas) de estatura, se le haría el siguiente cálculo: 140 ÷ 60 = 2.33; luego 2.33 ÷ 60 = .0388; finalmente, .0388 x 703 = 27.2764. Cuando se redondea esta cifra, el resultado es un IMC de 27.

En los adultos—ya que la estatura es algo fijo—el IMC solo cambia con el peso. Un IMC igual o mayor de 25 en los adultos indica sobrepeso y uno mayor de 30 indica obesidad. Para más información acerca de las complicaciones que pueden resultar del sobrepeso y de la obesidad, véase el capítulo 6.

Para los niños, calcule el IMC igual como lo hizo para usted mismo. Sin embargo, como los pesos y estaturas de los niños cambian con la edad, el IMC cambia hasta que termina el crecimiento. Los Centros para la Prevención de las Enfermedades han recogido datos sobre los niños relativos a la estatura, el peso y la edad para calcular su porcentaje de IMC. Para las hembras y los varones de 2 a 20 años, el punto donde se cruzan la edad y el IMC puede encontrarse en las Figuras 5 y 6 en las páginas 46 y 47. Un niño cuyo IMC y su edad sean superiores al 85 por ciento (en otras palabras, que él o ella pese más que el 85 por ciento de los niños de su misma edad, género y estatura), se considera que tiene sobrepeso. Cualquier niño cuyo IMC sea superior al 95 por ciento se considera obeso, y es muy probable que siga obeso como adulto.

Aproximadamente el 25 por ciento de los niños en los Estados Unidos tienen sobrepeso o están obesos. (Tenga en cuenta que los diagramas gráficos del IMC puede que no funcionen para un número pequeño de niños—por ejemplo algunos niños musculares, atléticos, puede que tengan una cantidad normal de grasa corporal pero un IMC alto, y los niños inactivos puede que tengan un IMC normal, pero una cantidad poco saludable de grasa corporal. A pesar de estas limitaciones, el IMC se considera muy útil para identificar los problemas de peso de la mayoría de los niños. Consulte con el pediatra de su hijo si tiene alguna duda.

Usted también puede usar las calculadoras que ofrecen los Centros para la Prevención de las Enfermedades para computar el IMC. Para ello puede acudir al siguiente sitio Web: *www.cdc.gov/nccdphp/dnpa/bmi/bmi-for-age.htm*.

El IMC es una herramienta útil para determinar si usted corre más riesgo con las complicaciones del sobrepeso y la obesidad. La forma de alimentarse que plantea *¡Sugar Busters!* le ayudará a usted y a sus hijos a mantener un peso saludable y normal.

La literatura médica ahora está llena de estudios que indican que los problemas a continuación son más prevalecientes en la gente obesa y en los que tienen un sobrepeso significante:

Diabetes de tipo 1
Enfermedades cardiovasculares, Derrame cerebral
Hipertensión
Colesterol elevado
Triglicéridos elevados
Asma
Apnea del sueño
Incontinencia
Indigestión
Trastornos de la alimentación
Migrañas
Síndrome poliquístico de los ovarios
Estrés
Varios cánceres
Autoestima baja
Depresión mental
Suicidio

Figura 5.

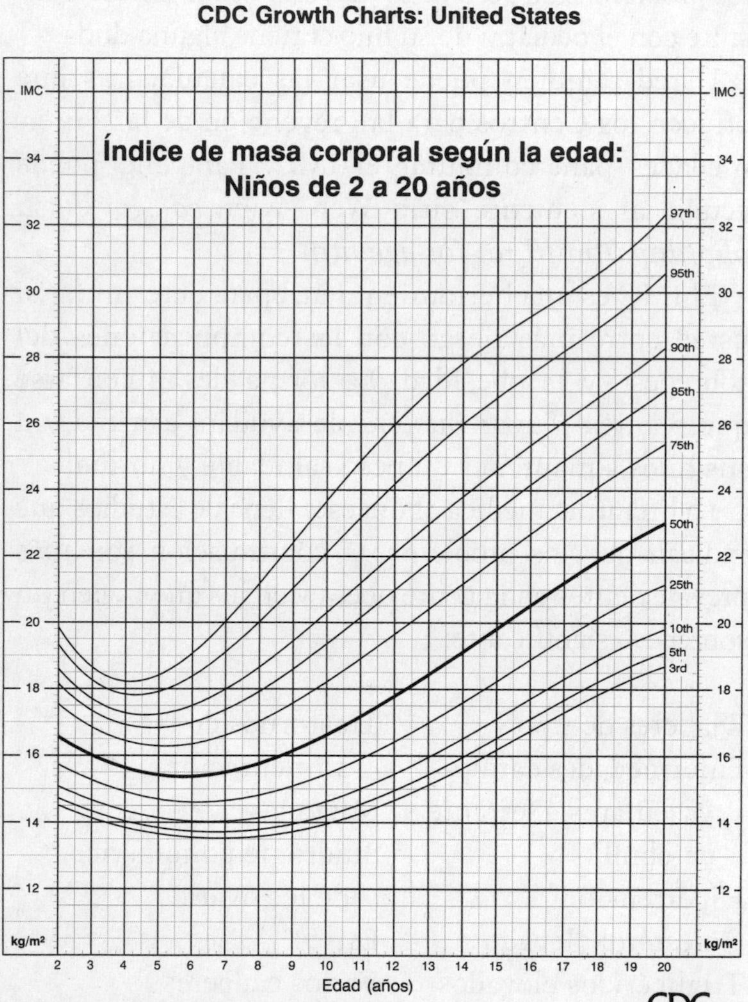
CDC Growth Charts: United States
Índice de masa corporal según la edad:
Niños de 2 a 20 años
IMC
34
32
30
28
26
24
22
20
18
16
14
12
kg/m²
97th
95th
90th
85th
75th
50th
25th
10th
5th
3rd
2
3
4
5
6
7
8
9
10
11
12
13
14
15
16
17
18
19
20
Edad (años)

Fuente: Desarrollado por el Centro Nacional de Estadísticas de la Salud en colaboración con el Centro Nacional para la Prevención de Enfermedades Crónicas y la Promoción de la Salud (2000).

CDC
CENTERS FOR DISEASE CONTROL AND PREVENTION

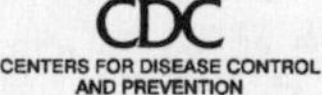

Figura 6.

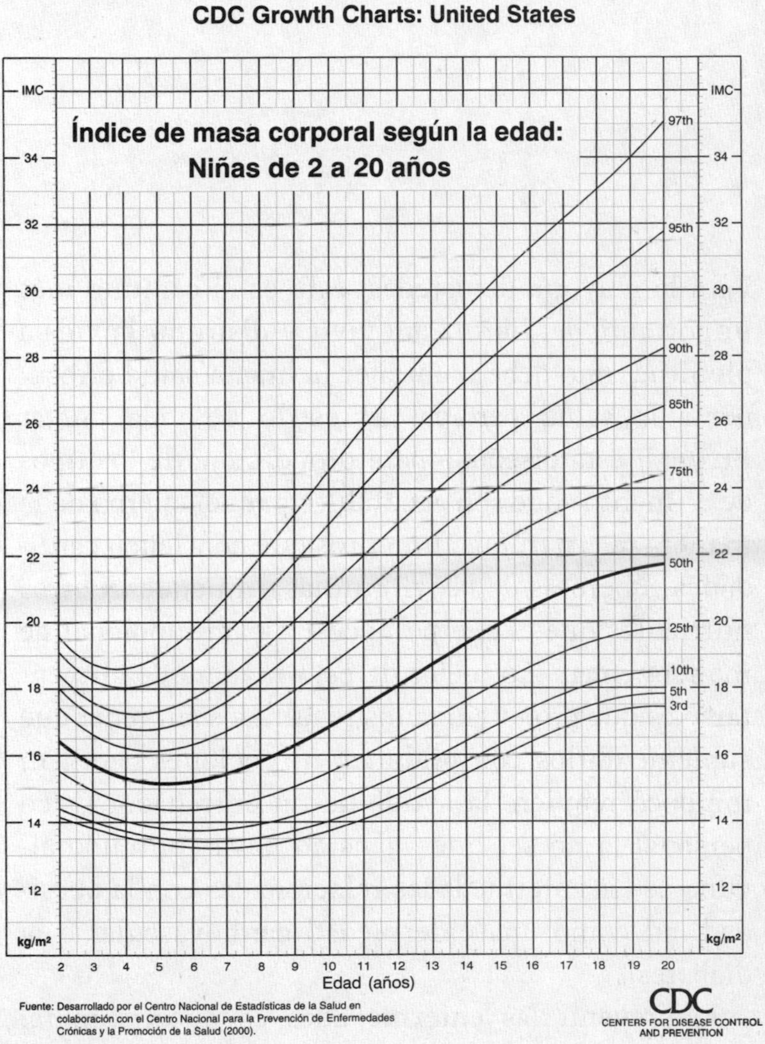

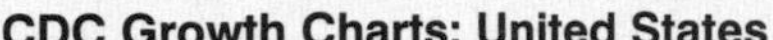

Fuente: Desarrollado por el Centro Nacional de Estadísticas de la Salud en colaboración con el Centro Nacional para la Prevención de Enfermedades Crónicas y la Promoción de la Salud (2000).

5 | La prevención

Para la mayoría de ustedes, éste es el capítulo más importante del libro. Para vivir y disfrutar la vida a plenitud, uno debe mantener la buena salud o recuperar la salud perdida. El estilo de vida *¡Sugar Busters!* está diseñado para proporcionarle los tipos de alimentos que son aceptables para el cuerpo de la manera más natural: alimentos que contienen cantidades generosas de las vitaminas, minerales y otros nutrientes que el cuerpo necesita para funcionar de manera eficaz. Lo mejor de esta manera de alimentarse es que proporciona los resultados sin tener que suplementarlos con píldoras, ni pociones caras, ni tampoco requiere la ayuda de un entrenador físico personal (a no ser que ya usted haya contraído alguna de las enfermedades relacionadas con la obesidad, tal como una enfermedad cardiovascular o la diabetes).

El prevenir las enfermedades es nuestra meta. Aunque no somos tan atrevidos como para decir que si usted sigue el estilo de vida *¡Sugar Busters!* éste le va a prevenir todos los problemas que su cuerpo pueda desarrollar, simplemente afirmamos que este plan está lleno de los alimentos sanos que nutrieron a nuestros antepasados a través de los siglos cuando no existía el cuidado médico.

Para comenzar, hablemos de la prevención de la diabetes. Supongamos que un análisis de laboratorio le diga a usted que en el futuro su probabilidad de desarrollar la diabetes de tipo 2 es muy alta. No hay duda de que TENER QUE ENFRENTARSE A LA PERSPECTIVA DE TENER UN ATAQUE AL CORAZÓN, O UNA EMBOLIA CEREBRAL, DE PERDER LA VISTA O TENER QUE SOMETERSE A UNA AMPUTACIÓN DARÍA MUCHO TEMOR. Pero existe la esperanza de poder combatir estas enfermedades mortales. Un análisis de sangre puede ayudar a la mayoría de las personas a determinar si son propensos a la diabetes. Si usted lee algo en este capítulo o en el capítulo 13 que le hace pensar que es propenso a la diabetes, o que ya la padece, vaya a hacerse un análisis de sangre inmediatamente.

Algunas publicaciones científicas recientes han revelado las causas y los factores de riesgo que conducen al desarrollo de la diabetes de tipo 2. Una dieta llena de carbohidratos altos en glicémicos no sólo puede provocar el agotamiento del páncreas—debido a que se le pide demasiadas veces que segregue insulina—sino que estimula una condición denominada resistencia a la insulina. La resistencia a la insulina a veces antecede al desarrollo de la diabetes de tipo 2. Una persona que tiene resistencia a la insulina requiere altos niveles de la misma para mantener un azúcar sanguíneo normal.

A finales del siglo XX y principios del XXI los Estados Unidos—con su dieta occidental alta en glicémicos—se han convertido en un laboratorio ideal o medio de cultivo para producir la diabetes. Los estadounidenses que se criaron alimentándose con esta dieta ya están llegando a las edades—finales de los 50 y principios de los 60—que se les diagnostica la diabetes por primera vez. Ahora, más que nunca, nuestros hijos que tienen exceso de peso están convirtiéndose en adultos que también tienen exceso de peso y que tendrán un riesgo más elevado—comparados a sus padres—de desarrollar la diabetes de tipo 2. La población de varios grupos étnicos también está aumentando rápidamente, y muchos de ellos tienen un riesgo alto y fuera de lo normal de poder desarrollar la enfermedad. Más adelante en este capítulo le daremos consejos de cómo prevenir el desarrollo de la diabetes de tipo 2.

Mucho más del 90 por ciento del dinero que el Gobierno invierte en el cuidado de la salud se gasta en el tratamiento de las enfermedades, sin embargo se invierte poco para aconsejar sobre la prevención de las mismas. La población en general sólo tiene como guía la pirámide alimenticia creada por el Gobierno (en cuyo diseño intervinieron muchos fabricantes de alimentos; por supuesto, no funcionó), y el ya típico consejo de "no coma grasa ni comidas rápidas". Aparte de eso ha tenido que contar con lo que ofrecen los fabricantes de píldoras y los vendedores de pociones con sus constantes campañas de publicidad.

Muchos de estos anuncios, ya sean en los medios de comunicación o escritos en los envases, no han sido sujetos al escrutinio del Gobierno. No se han hecho estudios para probar o refutar la mayoría de los reclamos de los medios informativos. Todos hemos oído acerca de los problemas causados por productos que fueron originalmente recomendados como milagrosos, y que después fueron la base de demandas judiciales por el daño que causaron. ¿Por qué no protegerse, simplemente, comiendo una variedad de los alimentos naturales con los cuales el cuerpo humano ha funcionado a través de los siglos?

La mejor manera de nutrirse es a través de las frutas, vegetales, carnes, granos, nueces, productos lácteos y otros alimentos naturales en vez de píldoras o pociones. Piense en todas las cosas nuevas que se han descubierto que son importantes para la salud, como la homocisteína, la lisina y el licopeno, que no eran reconocidas como tales hasta hace pocos años. La mayoría de los médicos, los nutricionistas y los científicos están de acuerdo en que continuaremos descubriendo en nuestros alimentos otros elementos que juegan un papel importante en la salud. Pero dos cosas sí son ciertas: si un nutriente no está reconocido hoy por hoy, no lo encontrará en una pastilla, pero si usted se alimenta con una buena variedad de comidas saludables, el cuerpo extraerá todos los nutrientes y los usará para su beneficio, como lo ha hecho a través de los siglos.

Si usted no hace ejercicios, y le recomendamos enérgicamente que los haga, se podrá por lo menos beneficiar de una dieta saludable. No se diga a sí mismo: "Bueno, no voy a hacer ejercicio, así que me daré por vencido y me pondré gordo". Muchísimas personas han rebajado o estabilizado su peso simplemente comiendo los alimentos adecuados. A continuación encontrará ejemplos de dos estudios que le van a hacer pensar acerca de la prevención.

Un artículo de portada de la revista *Newsweek* del 4 de septiembre de 2000, escrito por Jerry Adler y Claudia Kalb, resumió muy bien las estadísticas recientes sobre la diabetes: "El 85 por ciento de todas las personas que padecen diabetes sufren de sobrepeso o están obesos. Un estudio de los Centros para la Prevención de las Enfermedades (CDC, según sus siglas en inglés) ha encontrado que los casos de diabetes han aumentado un tercio desde 1990 al 1998. La estadística más alarmante en este estudio de los CDC es que las incidencias de diabetes han aumentado un 40 por ciento en esos ocho años, y entre los que tienen entre 30 y 40 años aumentó casi un 70 por ciento. Además, en 1991 sólo siete estados de los Estados Unidos tenían cifras de obesidad superiores al 15 por ciento. El número de estados con cifras de diabetes de más del 6 por ciento de su población ha pasado de nueve a 22 entre 1991 y 1998".

Un estudio realizado con más de un millón de personas auspiciado por la Sociedad Americana contra el Cáncer encontró que sólo el hecho de tener peso de más puede causar una incidencia más alta de cáncer y enfermedades cardiacas y, por lo tanto, puede acortarle la vida.[1] "El estudio responde de una vez por todas a cualquier pregunta que quedara sobre si el peso, de por sí, aumenta el riesgo de muerte y enfermedad", dijo la doctora Jo Ann Manson, endocrinóloga de la Universidad de Harvard y especialista en el campo de la prevención.[2]

El artículo de *Newsweek* y el estudio de la Sociedad Americana contra el Cáncer hicieron un gran servicio al alertar a la gente sobre las epidemias de obesidad y diabetes y acerca de los problemas que éstas causan. Estamos de acuerdo en que la obesidad y las incidencias de diabetes están muy relacionadas. En primer lugar, la meta principal de *¡Sugar Busters!* es ayudar a las personas de todas las edades a que no se pongan gordas u obesas. Para aquellos que ya padecen de diabetes o sufren de obesidad y que tienen un alto riesgo de enfermarse, el estilo de vida *¡Sugar Busters!* basado en el consumo de carbohidratos bajos en glicémicos y altos en fibra, es el mejor programa preventivo que les podemos recomendar.

Examinemos algunos de los tipos de problemas que se suelen evitar sencillamente con modificar la manera de alimentarse.

Diabetes: La diabetes es mucho más común en

las personas que tienen sobrepeso o están obesas. El Estudio de Salud de las Enfermeras de la Universidad de Harvard encontró que los que ingieren carbohidratos bajos en índice glicémico y altos en fibra—como los que recomendamos en *¡Sugar Busters!*—tenían un 250 por ciento menos riesgo de contraer diabetes. Usted está jugando con el fuego si ignora los resultados de este detallado estudio que se llevó a cabo a largo plazo.

Para prevenir la diabetes de tipo 2, siga el plan de alimentos de *¡Sugar Busters!*, rebaje suficiente peso para que el índice de masa corporal sea menos de 25, coma menos grasas saturadas y grasas trans, deje de fumar, coma más granos integrales y fibra, y haga ejercicios varias veces por semana. Un estudio reciente basado en datos del Estudio de Seguimiento de Profesionales de la Salud, inicado en 1986, concluyó diciendo: "Entre los hombres, una dieta alta en granos integrales está asociada con un menor riesgo de contraer diabetes de tipo 2. Se debe de hacer un esfuerzo por reemplazar los granos refinados por alimentos que contengan granos integrales".[3] Es así como usted saldrá del grupo de alto riesgo e ingresará al grupo de bajo riesgo y donde esperamos que nunca contraiga diabetes de tipo 2 (para más información, véase el capítulo 13).

Enfermedades cardiovasculares: El doctor Gerald Berenson, quien ha dirigido por más de treinta años el Estudio del Corazón Bogalusa—reconocido a escala mundial—encontró que el indicador más fiable de si una persona padecerá enfermedades cardiovasculares en un futuro se basaba en el análisis del incremento en los niveles de insulina en el suero sanguíneo. Una dieta baja en glicémicos como la que recomienda *¡Sugar Busters!*, nunca ocasiona un alza significativa en los niveles de insulina.

Hipoglicemia (azúcar sanguíneo bajo): Los autores han sido contactados muchas veces por personas que les han dicho que se han sanado dc su problema de azúcar sanguíneo bajo al adoptar el estilo de vida *¡Sugar Busters!* Para más información, véase el capítulo 14.

Derrame cerebral: Los bioflavonoides y otros antioxidantes naturales que se encuentran en los carbohidratos de glicémicos bajos y moderados ayudan a que las plaquetas sanguíneas sean menos adhesivas y menos propensas a la coagulación, lo cual es la principal causa de los derrames cerebrales.

Trastornos renales: Las personas diabéticas padecen más enfermedades del riñón que las que no lo son.[4]

Problemas de circulación: De nuevo, este es un problema mucho más común en las personas que padecen diabetes, y puede llevar a la amputación de extremidades.

Depresión mental: El azúcar sanguíneo causa cambios que agravan o directamente causan la depresión mental en algunas personas. Lea el libro *Sugar Blues* de Michael Dufty.

Triglicéridos y colesterol elevados: Muchos, muchos de los seguidores de *¡Sugar Busters!* han visto disminuir sus niveles de triglicéridos y colesterol una vez que comenzaron una dieta baja en glicémicos, que a la vez les redujo la necesidad diaria de insulina.

El próximo ejemplo es una muestra de lo que una buena dieta puede hacer por aquellos que tengan un problema serio con el azúcar sanguíneo y el colesterol. Jerry Jordan, de Columbus, Ohio fue presidente de la Asociación de Productores Independientes. Esta es su historia:

Jerry le dijo a uno de nuestros autores en 1999 que tenía muchos problemas con los triglicéridos, los cuales tenían un número asombrosamente alto (¡1,410!), y que se había vuelto alérgico a varias medicinas que su médico le estaba recetando, entre ellas el Lipitor. También tenía el colesterol alto (240), tenía un poco de sobrepeso, y estaba empezando a preguntarse cuantos años de vida le quedaban. Después de recibir un ejemplar de *Sugar Busters! Cut Sugar to Trim Fat* de unos de los autores, Jerry decidió cambiar la forma de alimentarse y encontró que podía reducir dramáticamente la grasa sanguínea y el colesterol sin tomar medicinas. En sólo unos meses, los triglicéridos de Jerry bajaron de 1,410 a 320, el colesterol le bajó de 240 a 186, y aunque bajar de peso no era su meta original, ¡perdió 28 libras! Tres años más tarde, salvo por breves alzas, los triglicéridos de Jerry todavía se mantienen alrededor de 250, el colesterol aún lo tiene en los 180, y ha mantenido con éxito su pérdida de peso. Jerry acredita al estilo de vida

¡Sugar Busters! con haberle proporcionado un cambio total en la química sanguínea.

Piense en todas las complicaciones que Jerry pudo prevenir con sólo alimentarse de una forma que le redujo dramáticamente las grasas sanguíneas y el colesterol.

Osteoporosis: Un estudio reciente llevado a cabo con 96 mujeres mayores de 65 años de edad, por investigadores de la Universidad de Creighton, encontró que las mujeres que tomaban más de tres tazas de café con cafeína al día tenían más problemas de huesos que las mujeres que tomaban tres tazas o menos. En un periodo de tres años, aquellas que tomaban más de tres tazas al día perdieron una cantidad más significativa de hueso en la zona dorsal y, de hecho, tuvieron más pérdida de hueso por todo el cuerpo.[5]

Cáncer: El sobrepeso no sólo aumenta el riesgo de cáncer sino también reduce la probabilidad de sobrevivir después de tenerlo.[6]

Todos los problemas de salud previamente mencionados suelen reducir la calidad de vida, e incluso pueden causar la muerte prematura. Si prevenir estos males fuera algo muy doloroso, como si le metieran una larga aguja en el estómago todos los días, uno podría tener razón de decir: "¡Bueno, al diablo con la prevención!". Pero cambiar al estilo de vida *¡Sugar Busters!* y el tener que evitar sólo un puñado de comidas, no es algo doloroso. Así que, ¡adelante con la prevención!

6 La epidemia de la obesidad entre los niños (y qué hacer al respecto)

¡Atención! Este es un mensaje para las madres y los padres de familia, los abuelos y los amigos. El Director Nacional de la Salud de los Estados Unidos (Surgeon General) declaró en 1998 que la obesidad de la niñez ya era una epidemia nacional. Los jovencitos están engordando y, por lo tanto, están enfermando. La obesidad en los niños se ha duplicado en la última década. Según las estadísticas, los niños gordos se convierten en adultos gordos. El sesenta por ciento de los niños gordos tienen problemas de salud directamente vinculados con la gordura. Cuanto más sobrepeso tenga un niño (o un adulto), más padecerá de problemas de salud. Los niños que hoy tienen sobrepeso o están obesos—aunque parezcan saludables—están sentando las bases para una vida adulta con una calidad de vida muy disminuida.

La diabetes de tipo 2, que antes se veía casi exclusivamente en los adultos (y que precisamente por esa razón se conocía como la "diabetes de adultos") se ha triplicado entre los niños en la última década. La diabetes es una enfermedad devastadora tanto para los niños como para los adultos. Aunque sí es cierto que la genética juega una parte en la susceptibilidad de una persona a contraer o no la diabetes, el aumento repentino en la diabetes de tipo 2 entre los niños no se puede explicar sólo por ella. Por otro lado, el aumento en la diabetes juvenil también está siguiendo el aumento repentino en la obesidad infantil, (véase el capítulo 13, donde se discutirán los problemas que la diabetes causa en los adultos).

Las siguientes enfermedades o trastornos físicos son más comunes en los niños que tienen sobrepeso o que están obesos:

- Ataques cardiacos
- Hipertensión
- Colesterol elevado
- Triglicéridos elevados
- Asma
- Problemas ortopédicos
- Apnea del sueño
- Trastornos de la alimentación
- Autoestima baja
- Depresión
- Suicidio

Los reportes de patologías también demuestran que el 25 por ciento de todos los jóvenes estadounidenses de 19 años padecen de síntomas prematuros de arteriosclerosis (el endurecimiento de las arterias). Muchos creen que una dieta deficiente y niveles elevados de insulina son las principales razones que contribuyen a estas impresionantes estadísticas.

Aunque usted crea que estamos tratando de asustarlo con lo que acabamos de decir, no es cierto, ya que sólo estamos reportando los hechos. Ya podrán ver porqué recientemente hemos escrito un libro sobre los problemas que tienen los niños con la obesidad: *Sugar Busters! for Kids*. Este nuevo libro contiene programas específicos de comidas para niños, información sobre nuevas investigaciones, tablas y fórmulas para determinar el índice de masa corporal) de los niños, así como rimas ilustradas para ayudar a su niño a comprender los principios de los buenos hábitos alimenticios. Este libro enfatiza el daño que hace "el trío terrible": los refrescos, las papas fritas y los dulces.

¿Qué puede hacer usted sobre los hábitos de comer de sus niños? A una edad muy temprana puede hacer casi todo, pero cuando crecen tendrá cada vez menos influencia sobre ellos. Sin embargo, esto no quiere decir que no tenga ninguna autoridad. Lo más importante es ser un buen modelo para que ellos le imiten, es decir, decirles lo que hay que hacer y entonces hacerlo usted mismo. Además de eso, mantenga los alimentos malsanos fuera de su cocina y su alacena. Los alimentos que son nocivos para ellos son los mismos que recomendamos en este libro que se eviten.

Para tener una lista corta de las comidas que hay

que evitar, siga este consejo: elimine los refrescos endulzados con azúcar, las papas fritas, las papas blancas, el arroz blanco, el pan blanco, el maíz, los caramelos y el azúcar añadido. A pesar de lo que dicen los puristas, los estudios gubernamentales todavían no encuentran problemas significativas en las personas que consumen aspartame (edulcorante sustitutivo del azúcar) o en los basados en la sacarina. Si usted prefiere edulcorantes naturales, use estevia o fructosa.

Ya hemos hablado de las consecuencias que tiene una dieta deficiente con relación a los niños obesos y gordos. La práctica deportiva también juega un papel crucial. Los niños no hacen suficiente ejercicio ni en la casa ni en la escuela, y por eso se puede y se debe tratar de cambiar esa situación en ambos lugares. En 2001, el Director Nacional de la Salud reportó que sólo un 25 por ciento de los estudiantes de escuela secundaria participaban a diario en una actividad física.[1] En los Estados Unidos algunas escuelas ya ni ofrecen una hora de recreo ni actividades físicas. Cuando sus niños regresen a casa, imponga límites en la cantidad de televisión que les permite ver y en otras actividades sedentarias.

En un estudio llevado a cabo por la Facultad de Medicina de la Universidad de Miami, los investigadores encontraron que los adolescentes que hacen ejercicio a menudo suelen recibir mejores calificaciones en la escuela y tienen una relación mejor con sus padres que los que llevan una vida más sedentaria.

Estos niños también tienen menos incidencias de depresión y menos probabilidades de usar drogas.[2]

Los niños son un blanco fácil para los anunciantes astutos. Cuando usted vea que les urgen a comer algo que no sea saludable, señáleselo. Esto también les enseñará a desconfiar de los anuncios de los medios de comunicación y los ayudará a ser más críticos durante su vida. Según la doctora Marion Nestle, catedrática y presidenta del Departamento de Nutrición de la Universidad de Nueva York, y autora de *Food Politics*, sólo un 20 por ciento del dinero que se gasta en la comida va a parar a manos de los granjeros, mientras que un 80 por ciento se dedica a la publicidad.

Más que nada, sea un buen ejemplo para sus hijos y sus amigos. Su esfera de influencia puede ser más amplia de lo que usted piensa. Insista en que se coma bien en vez de acudir a los regímenes (en particular los regímenes drásticos). Recuerde que el plan de alimentación de *¡Sugar Busters!* les satisfacerá el apetito. Un estudio de 107 niños obesos, pero por otra parte saludables, realizado por el doctor David S. Ludwig, director del programa contra la obesidad del Children's Hospital de Boston, analizó las dietas bajas en glicémicos frente a las dietas de grasa reducida, con el mismo número de calorías, y encontró que el IMC disminuyó más en las dietas bajas en glicémicos (como la que recomendamos en *¡Sugar Busters!*)

Para que su vigilancia no mengüe sirviéndoles a

sus niños algunos de los alimentos prohibidos, refuerce su resolución refiriéndose a la lista de problemas médicos causados por la obesidad juvenil y recuerde que esos mismos problemas que están asociados con la obesidad también le afectan a usted y a su esposo o esposa. Si usted ayuda a sus hijos a mantenerse delgados y saludables, les ahorrará el trauma emocional de ser condenados al ostracismo o de ser tratados con crueldad como lo son muchos de los niños que se vuelven obesos.

7 | La digestión y el metabolismo

Las llaves para tener éxito en mantener una buena nutrición y un peso normal son la digestión y el metabolismo de los alimentos que comemos. Debido a que "somos lo que comemos", este es un capítulo importante para poder entender nuestro concepto dietético. Le proveerá un entendimiento básico de los procesos para que usted maximice los resultados en lograr estas metas. Este libro está escrito para un público amplio que incluye a los profesionales de la salud, así que utilizaremos algunos términos médicos de vez en cuando. Como mencionamos, si encuentra algún término que no comprenda, por favor búsquelo en el Glosario.

La digestión

La digestión abarca el proceso entero que va desde que se ingiere un alimento hasta que éste es absorbido por las células intestinales y enviado al hígado para que lo metabolice. El aspecto más importante de la digestión es la descomposición de las proteínas, las grasas y los carbohidratos en unidades cada vez menores, que entonces son absorbidas en la corriente sanguínea y los linfáticos para que el cuerpo las use de diferentes modos.

Antes de que nada de esto suceda, una parte esencial del proceso digestivo es la mezcla (casi como una hormigonera o mezcladora de concreto) que ocurre en el estómago. Este proceso le permite al alimento ser suavizado y mezclado con líquidos y, por ende, expuesto a las fases iniciales de la digestión. La mezcla al final culmina en que el material se vacía gradualmente del estómago al intestino delgado. Los líquidos se vacían desde el estómago con rapidez, en tan sólo unos minutos, pero las comidas sólidas se vacían mucho más despacio. El tiempo que tarda en evacuar los contenidos sólidos de la mitad del estómago es de entre 30 y 60 minutos.

Las partículas sólidas pequeñas se evacúan antes que las mayores en un modo muy ordenado y secuencial. Los últimos sólidos en vaciarse son las fibras o sólidos indigestos, como los que se encuentran en los vegetales de hojas. Cuando su madre le decía, "mastica bien la comida", le decía como por instinto la manera correcta de comer, ya que cuanto más pequeñas sean las partículas de comida, más rápido evacuarán su estómago y quizás le evitarán esa sensación incomoda de llenura o el principio de una indigestión. Por otra parte, cuanto más se demore en vaciarse el estómago y la comida en absorberse por el intestino delgado, más despacio subirá el azúcar sanguíneo y la insulina.

Muchos factores externos pueden retrasar el vaciado del estómago, incluyendo el tipo de alimentos que se comen. Una comida que contenga una gran cantidad de grasa puede retrasar significativamente la evacuación del estómago, como también puede hacerlo el tomar grandes cantidades de alcohol antes de la cena o durante la misma. Mientras esto puede bajar un poco el resultado glicémico, el retrasar la evacuación del contenido estomacal—que a estas alturas se vuelve muy ácido—puede resultar en un reflujo de los alimentos en dirección al esófago y causar ardor de estómago, molestias en el pecho, una sensación de llenura e incluso hasta nausea y vómitos. ¡Muchos de nosotros hemos pasado por esto cuando nos hemos acostado con un estómago lleno después de una noche de cenar y beber excesivamente! La moraleja de la historia es que en primer lugar no se deben consumir las grasas, el alcohol o las frutas en exceso.

Cuando esta mezcla estomacal se vacía gradualmente al intestino delgado, comienza en serio la descomposición de la comida para que el cuerpo la absorba. En la primera parte del intestino delgado, conocido como el duodeno, la bilis de la vesícula y las enzimas del páncreas se mezclan con los contenidos del estómago y aceleran la descomposición de los diferentes alimentos en unidades cada vez más pequeñas. La mezcla baja por el intestino delgado, donde es absorbida por las células que recubren la pared intestinal.

Es importante señalar que la mezcla de ciertos alimentos puede tener grandes implicaciones más tarde, cuando se produzca la absorción de estas unidades. Por ejemplo, ingerir alimentos que contengan una pequeña cantidad de fibra indisoluble puede afectar el ritmo de la digestión y a la absorción de los carbohidratos, así causando que estos carbohidratos tengan un efecto estimulante de insulina mucho más bajo que si se ingirieran solos. Obviamente, esto sería algo beneficioso para el cuerpo.

Las frutas que se comen aparte también se digieren y se absorben a un ritmo mejor que si se comen con otros carbohidratos y grasas. El efecto negativo que pueda tener el comer frutas en un momento equivocado sobre otros alimentos en el proceso digestivo será discutido en el capítulo 10.

El metabolismo

Metabolizar esencialmente significa "cambiar" e implica a los varios procesos que transforman los nutrientes en el cuerpo en sustancias químicas que éste puede usar. Obviamente, el proceso completo es muy complicado. Los índices metabólicos varían de persona en persona. Esto quiere decir que dos personas en la misma dieta pueden tener una pérdida o un aumento de peso que varíe cuantiosamente.

Aunque el proceso es complejo, usted debe saber

que el hígado juega el papel principal en la metabolización de los alimentos, incluyendo el alcohol, y en la metabolización de la mayoría de los medicamentos. Así que es fácil ver la importancia del hígado en nuestro bienestar nutritivo. Nos incumbe a todos cuidarlo muy bien, porque la ciencia médica aún no ha podido duplicar sus funciones. Cuando se pierde el hígado no hay nada que hacer.

Hablemos ahora de qué tipo de alimentos se metabolizan para que sean utilizados por nuestros cuerpos. Todo lo que comemos está compuesto bien de carbohidratos (que se descomponen en azúcar simple—80 por ciento glucosa y el resto fructosa o galactosa, dependiendo de si hemos comido frutas o productos lácteos); proteínas (que se descomponen en aminoácidos); grasas (que se descomponen en triglicéridos), o de fibra, que es celulosa y no se puede descomponer más. De estas cuatro sustancias, nuestro aparato digestivo absorbe sólo tres: el azúcar, los aminoácidos y los triglicéridos.

Los carbohidratos

Los carbohidratos se encuentran en los alimentos animales y vegetales. La gran mayoría de los carbohidratos se pueden clasificar como azúcares simples o como azúcares más complejos, como el almidón.

Todos los carbohidratos que se absorben por el cuerpo eventualmente se convierten en glucosa. La glucosa es la energía principal del cuerpo, algo así como la gasolina que se le hecha al automóvil. La glucosa, o se usa inmediatamente para proveer energía, o se guarda en forma de glicógeno en el hígado y en los músculos para ser utilizada después. La glucosa que sobra se almacena como grasa.

Al comprender el metabolismo de los carbohidratos y cómo se relaciona con nuestras recomendaciones para una buena nutrición y pérdida de peso, es muy importante pensar en los carbohidratos en términos de hasta dónde puede subir la glucosa cuando se ingieren. A esto se le puede llamar, en términos más simples, el potencial glicémico, el cual varía según los diferentes tipos de carbohidratos, y en términos más científicos se puede definir como el índice glicémico. La tabla de índice glicémico en la Figura 7 (página 70) simplemente refleja la zona debajo de la curva que representa el aumento del azúcar sanguíneo sobre un periodo de tiempo. A la glucosa se le ha asignado un valor relativo de 100 como su índice glicémico, y los valores de otros carbohidratos son simplemente relacionados a este nivel. ¡Hay algunas sustancias que tienen un potencial glicémico más elevado que la glucosa! Usted verá después más datos sobre la importancia del potencial glicémico de los carbohidratos.

Cuando los niveles de glucosa bajan más de lo debido, el glicógeno, que es la glucosa almacenada por el cuerpo, se descompone en glucosa para así aumentar el nivel de glucosa y mantener un nivel de azúcar sanguíneo normal.

Los carbohidratos, como los almidones, que tienen

Figura 7.

Tabla del índice glicémico.

X= Carbohidratos con alto contenido glicémico
O= Carbohidratos con bajo contenido glicémico

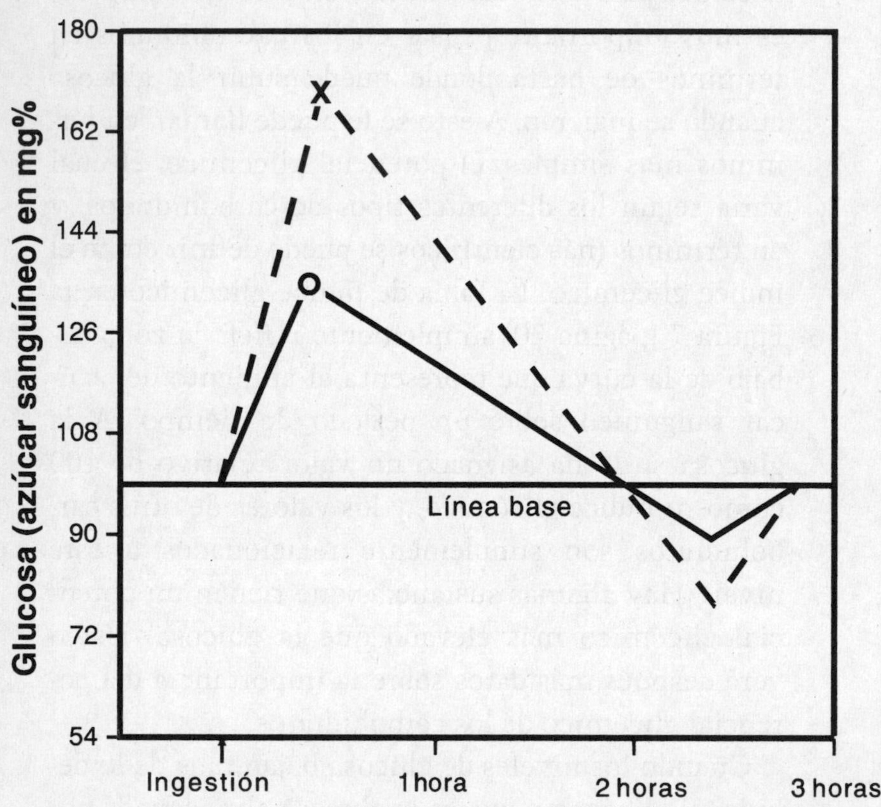

una estructura más compleja, pueden, al contrario de lo que se cree comúnmente, ser digeridos y absorbidos casi tan rápido como los carbohidratos sencillos como el azúcar de mesa. Cuando se ingieren los carbohidratos se produce un aumento en el nivel de la glucosa en la sangre que corresponde al tipo y a la cantidad del carbohidrato ingerido (por ejemplo, más alto si es azúcar, menos si es fruta fresca). Este aumento en el azúcar sanguíneo (glucosa) es seguido por una secreción de insulina, que ocasiona una baja en el nivel de glucosa, especialmente al ser llevado a las células del cuerpo donde puede ser utilizado como energía instantánea o guardado, principalmente como grasa. Después de esto, los niveles de glucosa regresan a su nivel normal.

Las proteínas

Las proteínas proceden de las carnes, nueces, productos lácteos y algunos vegetales, y están compuestas de subunidades llamadas aminoácidos. Estos aminoácidos proceden de la proteína debido a la acción de las enzimas segregadas por el páncreas. Sin estas enzimas, las moléculas de la proteína no podrían absorberse al ser demasiado grandes y complejas para entrar en la corriente sanguínea. Afortunadamente, en los casos donde faltan las enzimas pancreáticas, se pueden tomar en forma de cápsula con las comidas para ayudar al proceso digestivo.

El adulto promedio debe de consumir al día *por lo menos* un gramo de proteína por cada kilogramo

(2,2 libras) de peso que tenga, o entre 55 a 70 gramos (de 2 a 2,5 onzas).

Debido a que las proteínas proceden de fuentes tanto animales como vegetales y ninguna de las dos proporciona todos los aminoácidos que el cuerpo necesita, una dieta debe de estar bien balanceada para que provea ambas fuentes de proteína.

Un vez que las proteínas hayan sido descompuestas en forma de aminoácidos, son absorbidas por el intestino y metabolizadas por el hígado. Por lo general, entonces los aminoácidos pueden ser utilizados por el cuerpo como los componentes de todas las proteínas. Éstas forman todas las células, hormonas y neurotransmisores (las sustancias que retransmiten señales en el sistema nervioso). El hígado también puede convertir los aminoácidos en glucosa o azúcar, a través de un sistema llamado *gluconeogénesis,* que es el proceso en que se fabrica la glucosa de fuentes de los alimentos que no son carbohidratos, tales como la proteína. La habilidad del cuerpo para manufacturar su propia glucosa es importante para mantener los requisitos normales de energía en los periodos en que el consumo de los carbohidratos es bajo, ya que la glucosa es la principal fuente de energía del cuerpo.

Las grasas

Las grasas o lípidos son moléculas complejas compuestas de ácidos grasos de origen vegetal y animal.

Las grasas tienen que ser digeridas a través de las enzimas pancreáticas llamadas lipasas, de lo contrario, no pueden entrar en el cuerpo y son eliminadas en las heces fecales. Aun después que las grasas son descompuestas en subunidades, la mayoría se mantienen insolubles en el agua y requieren un tipo especial de absorción. La bilis del hígado, que se almacena en la vesícula, juega un papel muy importante en esta absorción de grasas al emulsionarlas o disolverlas. Esto es parecido a usar detergente o jabón para ayudar a disolver una sustancia grasosa. Sin este proceso, las subunidades serían demasiado grandes para entrar del intestino a la corriente sanguínea.

Algunos individuos que carecen de enzimas pancreáticas tienen que tomar enzimas con sus comidas. Las grasas se absorben por el tracto intestinal como gliceroles y se reconstituyen mientras aún están en las paredes intestinales como triglicéridos. Entonces entran en el sistema linfático, donde estas grasas pueden ser utilizadas por todas las células del cuerpo.

Las células usan la grasa como combustible para la producción de energía, como un componente importante de las estructuras celulares y como fuente de muchas sustancias esenciales fabricadas por las células. Una función importante de la grasa en la cual nadie quiere pensar es que provee aislamiento térmico al formar una capa de grasa debajo de la piel. Ésta debería de ser solamente una capa fina y es casi siempre una fuente de reestructuración constante debido a los esfuerzos de la mujer y del hombre modernos para controlar el peso y la forma de su cuerpo.

El colesterol no es lo que la mayoría de la gente piensa. A diferencia de lo que se cree popularmente, el colesterol no es una grasa y no tiene nada que ver con las grasas saturadas. Es un compuesto que pertenece a una familia de sustancias llamadas esteroles. El colesterol se combina con la grasa mientras circula en la corriente sanguínea para distribuirse por todas las células. El colesterol es una sustancia primordial en la formación de los esteroides, los ácidos biliares, las hormonas y otras sustancias.

Ya que el colesterol es tan importante, el cuerpo tiene que abastecer constantemente del mismo a las células. Por lo tanto, el cuerpo no sólo extrae el colesterol de los alimentos, sino que también lo fabrica, sobre todo en el hígado. El hígado puede producir suficiente colesterol como para cubrir las necesidades del cuerpo, incluso si una persona no ingiere colesterol alguno en las comidas.

El colesterol fabricado por el hígado circula como lipoproteínas para llegar hasta las células. Es durante esta circulación por la corriente sanguínea que el colesterol se puede depositar en las principales paredes arteriales, especialmente en los puntos donde hay irritación, asperezas, o pequeñas rupturas en el forro de los vasos sanguíneos. Este es el proceso conocido como arteriosclerosis, y es el proceso subyacente que conduce a las enfermedades cardiacas y, en algunos casos, a la hipertensión (presión arterial alta).

Ahora usted conoce cómo funciona el sistema digestivo y algunas de las cosas que puede hacer para ayudar o perjudicar a su eficiencia. Hemos mencionado la importancia de la insulina. Por lo tanto, el próximo capítulo está dedicado a ayudarlo a comprender mejor la función de esta sustancia.

8 La insulina

Usted se preguntará: "¿Para qué quiero yo saber más sobre la insulina si sólo es otra hormona con un nombre raro?" La insulina es la maestra, la conductora, la directora. Es el sistema que controla el metabolismo. Tenemos que comprender la función de la insulina para así mejor entender cómo funciona la dieta.

¿Está usted listo para recibir información adicional técnica que esperamos le sea de interés? El cirujano canadiense Frederick Banting y Charles Best descubrieron la insulina en 1921. Esta hormona es fabricada y secretada por las células beta del páncreas. El páncreas humano guarda aproximadamente doscientas unidades de insulina. Las personas sanas segregan de 25 a 30 unidades al día. La insulina es como una escoba que barre la glucosa, los aminoácidos y los ácidos grasos sueltos hacia las células, donde el potencial de energía es guardado como grasa y glicógeno para ser utilizado después.

En las personas normales, los niveles de azúcar sanguíneos no varían mucho por las acciones armoniosas y compensadoras de la insulina y el glucagón. La insulina es la única hormona que puede prevenir que los niveles del azúcar (la glucosa) suban a niveles peligrosamente altos. El glucagón, que también es segregado por el páncreas, ayuda a que el azúcar no baje demasiado (a niveles hipoglicémicos).

Mientras que a la insulina se la conoce como la hormona del ayuno (o del hambre), parece ser que el papel principal del glucagón en los humanos es el de prevenir la hipoglicemia (azúcar sanguíneo o glucosa sanguínea baja) al causar la desintegración de glicógeno en el hígado para formar la glucosa. También ocasiona la gluconeogénesis, lo cual es la conversión de la proteína muscular en azúcar sanguíneo.

La gluconeogénesis puede ocurrir durante periodos de hambre aguda o cuando se hace ejercicio en exceso. Durante las primeras 24 horas de ayuno se usa el glicógeno que está en el hígado; a partir de entonces el cuerpo comienza a usar la proteína de los músculos. La hipoglicemia, los ayunos y el ingerir un alimento muy alto en proteína provocan la secreción de glucagón.

Las personas pueden sobrevivir sin el glucagón, como en casos donde el páncreas—la única fuente de glucagón e insulina—es extirpado. Sin embargo, sí se necesita insulina para sobrevivir, y esto se logra a través de las inyecciones de insulina. Por supuesto, la extirpación del páncreas causa la diabetes, a veces con gran oscilación en los niveles de azúcar sanguíneo. La insulina administrada a través de inyecciones no es tan eficiente como un abastecimiento continuo en la cantidad adecuada como lo es el páncreas.

Después de ingerirse los carbohidratos, las enzimas digestivas descomponen el alimento. Al absorber estas sustancias alimenticias simplificadas, la sangre en los intestinos registra un nivel de glucosa elevado, lo que provoca la secreción de la insulina. Como ya aprendimos, la insulina causa que se acumule grasa. Cuando los niveles del azúcar sanguíneo bajan demasiado se secreta el glucagón, lo cual hace que la grasa guardada se vuelva glucosa. Este proceso aumenta el azúcar sanguíneo a su nivel normal.

La glucosa es el mayor estímulo para la secreción de insulina. La fructosa, el azúcar de las frutas, y los aminoácidos (las proteínas) de las carnes, causan que la insulina se segregue sólo si el azúcar sanguíneo ya está elevado. La persona que tenga sobrepeso seguramente tendrá la producción de la insulina elevada porque el páncreas ya está demasiado estimulado por comer exageradamente, o porque ha desarrollado (a lo mejor también es genéticamente propenso a ello) una resistencia a la insulina.

Por ende, tener el nivel de insulina más alto promueve el almacenaje del azúcar como el glicógeno en el hígado y en los músculos. Después que se ingieren las proteínas y las grasas, la insulina hace que se guarde la proteína en los músculos y la grasa en las células grasas en forma de triglicéridos. La insulina también detiene la descomposición del glicógeno y de los triglicéridos (la grasa). ¡No en vano es difícil perder peso cuando los niveles de insulina son altos!

La literatura científica documenta que hasta niveles bajos de insulina circulando inhiben la descomposición de la grasa.[1] Los caminos metabólicos que incluyen la insulina son sumamente sensibles al causar un almacenaje de la grasa y prevenir quc ésta se desintegre para que la utilice el cuerpo.

La insulina causa que se active aún más una enzima llamada lipoproteína lipasa (las enzimas son proteínas que aceleran las acciones metabolizantes) que promueve la eliminación de los triglicéridos de la corriente sanguínea y su depósito en las células grasas. La insulina también inhibe a la lipasa, una enzima sensible a las hormonas que descompone las grasas almacenadas. El resultado final de estas dos actividades es un aumento en la grasa acumulada, con una subida de peso y en el contorno abdominal.

La conversión de parte del azúcar que está presente en la sangre también añade al almacenamiento de grasa. Un porcentaje del azúcar sanguíneo es absorbido por las células grasas y, bajo la influencia de nuestra vieja amiga, la insulina, también es transformado en más grasa. Para nuestros lectores científicos, esto involucra al glicerol 3-fosfato y a los ácidos grasos sueltos. La insulina es un gran impedimento para la descomposición de la grasa y un elemento clave en su almacenamiento. La resistencia a la insulina es una condición que conlleva una capacidad reducida de reacción a la misma, en donde las células de la grasa, las del hígado, y las de los músculos se han vuelto insensibles a los niveles normales de insulina que circulan. Por lo general un poco de insulina baja el azúcar sanguíneo. Pero esto no ocurre en un individuo resistente a la insulina, y entonces se necesita más insulina para terminar la labor.

La obesidad es el resultado más común de la resistencia a la insulina. Otro resultado frecuentemente visto de la resistencia a la insulina es la diabetes de tipo 2 (la diabetes que no depende de la insulina). En los diabéticos de tipo 2, los niveles de insulina que circulan y el azúcar sanguíneo están elevados, al igual que los niveles de colesterol en la sangre.

Los individuos obesos que no tienen diabetes suelen tener niveles elevados de insulina con niveles de azúcar sanguíneo normal. Desafortunadamente, la persona obesa con un nivel de insulina elevado está probablemente en camino de ser diabética. El páncreas simplemente se cansa de la estimulación constante por parte de la glucosa (azúcar) y al final falla, resultando en la diabetes. Discutiremos específicamente la diabetes en el capítulo 13.

La insulina promueve el almacenaje de todos los grupos alimenticios: la glucosa (los carbohidratos), aminoácidos (la proteína), y los triglicéridos (las grasas). Estos alimentos almacenados están disponibles para ser usados como fuente de futura energía cuando se está en ayuno o simplemente entre las comidas. Una caída en los niveles de insulina durante periodos de ayuno ayuda a la descomposición de la grasa almacenada y el azúcar almacenado (el glicógeno). Las grasas y el glicógeno son entonces usados como fuente de energía entre las comidas.

Como mencionamos, las personas obesas tienen los niveles de insulina elevados tanto cuando están en ayuno como cuando han comido. Los niveles de lipoproteína lipasa también se encuentran elevados en las personas obesas. El enzima lipoproteína lipasa es importante en el almacenaje de las grasas. Como ve ahora, los individuos obesos están siempre metabólicamente listos para almacenar cuanto coman.

De nuevo vemos que a la persona obesa con un nivel de insulina alto le cuesta perder peso. Pero piense en los beneficios de una dieta para esta misma persona que requiere la presencia de poca insulina en su sistema. Estamos llegando a la respuesta de cómo perder peso y mejorar la química de la sangre a la vez.

El síndrome X, tal como fue descrito por el doctor G. M. Reaven, es una combinación de dos o más de las siguientes condiciones: resistencia a la insulina que resulta en niveles elevados de insulina, los lípidos elevados (especialmente los triglicéridos), obesidad, enfermedad arterial coronaria, e hipertensión arterial. La resistencia a la insulina es probablemente la parte más importante de este síndrome porque muchas veces causa los otros problemas. Un número significativo de pacientes con síndrome X desarrollan la enfermedad arterial coronaria y experimentan un mayor número de ataques cardiacos mortales.[2]

Bueno, ¿qué tal si le damos algunas buenas noticias? El cincuenta por ciento o más de la resistencia a la insulina puede ser reducida o invertida, ya que la resistencia a la insulina no depende totalmente de nuestra genética heredada. ¿Cómo podemos reducir los niveles de insulina o reducir la resistencia a la misma? ¡Tiene usted razón! ¡Lo puede lograr con la forma de alimentarse que plantea *¡Sugar Busters!* En primer lugar debemos de comer menos de los carbohidratos que estimulan demasiado la producción de insulina (los carbohidratos altos en glicémicos). Esto ayuda a perder peso y, combinado con la práctica de ejercicio y el dejar de fumar, provee una magnífica fórmula no médica de lograr una reducción de la insulina en circulación. Así que bajando los niveles de insulina y bajando la resistencia a la insulina también se reducirá la incidencia de obesidad y, probablemente, el progreso de las potenciales enfermedades cardiacas.

Muchas personas que padecen de enfermedades cardiacas tienen el mismo tipo de cuerpo. Son más gordos alrededor del estomago, son barrigones y más delgados en las caderas y las nalgas. Esto se llama obesidad central (en forma de manzana). Del mismo modo, los individuos diabéticos resistentes a la insulina tienen cuerpos en forma de manzana, a diferencia de los que tienen cuerpos en forma de pera, donde la grasa se distribuye por las caderas y las nalgas.

En 1992 el doctor T.M.S. Wolever y sus compañeros estudiaron los beneficios de una dieta de índice glicémico bajo en personas que tenían sobrepeso y que eran diabéticas, pero que no dependían de la insulina. Encontraron una reducción en el colesterol de un 7 por ciento después de sólo seis semanas.[3] El doctor Jenkins estudió una dieta baja en glicémicos (baja en azúcar) que le fue suministrada a hombres sanos. ¡Después de dos semanas el colesterol de los hombres disminuyó un promedio de un 15 por ciento y la segregación de insulina un increíble 32 por ciento![4]

Después de ingerir de 50 a 100 gramos de glucosa en un alimento alto en azúcar, los niveles de insulina normalmente se tornan muy elevados y pueden permanecer elevados por varias horas. El ingerir alimentos altos en carbohidratos (altos en glicémicos) tres veces al día y al acostarse puede causar que la insulina esté elevada por dieciocho de las 24 horas del día. El páncreas también necesita descansar, lo mismo que las células grasas. Imagínese a la insulina empujando grasas a las células 18 horas al día. Solo quedarían unas cuantas horas al día para la descomposición y la eliminación de la grasa. La grasa tiene tendencia a acumularse esencialmente en todas las horas restantes, ¡y ya sabe usted adonde va!

El comprender la insulina y el metabolismo nos permitirá seguir una dieta más saludable. Como se ha mencionado, no todos los carbohidratos tienen la misma capacidad para estimular la secreción de la insulina. Los carbohidratos que estimulan más secreción de insulina se llaman carbohidratos altos en glicémicos. Por el contrario, los carbohidratos bajos en glicémicos no estimulan tanta secreción de insulina.

En 1981, al doctor David Jenkins publicó un artículo sobre los índices glicémicos de los alimentos en la revista *American Journal of Clinical Nutrition*. Desde entonces, él y otros nos han dado múltiples medidas adicionales de los índices glicémicos de muchos de los carbohidratos comunes. Ya que usted ha aprendido sobre la necesidad de evitar los carbohidratos que tienen índices glicémicos altos, podrá ahora entender por qué le hemos dado información adicional sobre dichos índices glicémicos. La Figura 3 (página 28–33) le ofrece los índices glicémicos de muchos de los carbohidratos que consumimos frecuentemente.

9 | El concepto ¡Sugar Busters!

¡Sugar Busters! es un estilo de vida nutritivo, y no sólo otra dieta de moda. Es sobre cómo, qué y cuándo comer: y sí, hay que hacer ejercicio. Usted encontrará que *¡Sugar Busters!* es un sistema lógico, práctico y razonable, y por lo tanto no estará teniendo que pesar, medir y contar constantemente. Al sugerirle que evite el azúcar refinado y los productos de granos procesados, se puede decir que *¡Sugar Busters!* es una dieta de "menos", pero definitivamente no es una dieta "sin" azúcar. Es más, nosotros le animamos a que usted se comprometa a elegir los carbohidratos correctos, esos que producen un nivel de insulina bajo. La insulina hace que usted convierta y guarde el exceso de azúcar como grasa. No se puede vivir sin insulina, pero sí se puede vivir mucho mejor sin tanta insulina. Recuerde, la mayoría de la grasa en el cuerpo proviene del azúcar, y no de las comidas grasas.

La modulación de la secreción de insulina es el secreto de la dieta *¡Sugar Busters!* El controlar con éxito la insulina a través de la nutrición le permitirá mejorar su rendimiento y su salud. Para controlar la insulina tiene que controlar el consumo de azúcar, tanto el refinado como el tipo de azúcar tan abundante y estimulante que contienen muchos carbohidratos.

Le recomendamos que seleccione los alimentos de modo que estimulen la secreción de insulina de una manera más deliberada y controlada, en vez de escoger los alimentos que producen una efusión inmediata de esta hormona. Este tipo de alimentación resultará en un promedio más bajo de los niveles de insulina en la sangre. A la vez, esto tiene el efecto favorable y notable de reducir la síntesis y la acumulación de grasa, y también frena los efectos dañinos en el sistema cardiovascular que ocasiona el generar demasiada insulina.

Al ser la insulina la llave de nuestro concepto, los carbohidratos se vuelven la piedra angular. El componente básico de todos los carbohidratos es el azúcar. El azúcar se absorbe por el aparato digestivo, pasa a la sangre, y entonces estimula la secreción de insulina para asistir en el transporte del azúcar a las células como fuente de energía. El tipo de carbohidrato ingerido afecta en última instancia a la rapidez con la cual el azúcar se absorbe y, por lo tanto, a la secreción de insulina.

El azúcar refinado y los productos de granos procesados, a los cuales les han quitado sus capas y cáscaras, son absorbidos casi inmediatamente de una manera muy concentrada, que resulta en un aumento rápido del azúcar en la sangre, seguido por la secreción de grandes cantidades de insulina. Este es el caso con la mayoría de los caramelos, las galletas dulces, tartas, pasteles, y repostería. Una dieta de azúcar refinado y productos de granos procesados, por lo tanto, produce una elevación bastante notable en los niveles promedio de insulina durante un periodo de 24 horas. La insulina adicional entonces está disponible para promover el depósito de grasa y otros efectos adversos que ya discutimos con anterioridad.

Sin embargo, los carbohidratos en forma no refinada, como las frutas, los vegetales verdes, los frijoles secos y los granos integrales, requieren más modificación en la digestión antes de que se puedan absorber. Esto a la vez causa una reducción proporcional en el ritmo y en la cantidad de insulina segregada, es decir, una modulación de la segregación de insulina. El resultado final es un nivel promedio de insulina más bajo y una menor síntesis, acumulación de grasa y aumento de peso; además se ayuda a la descomposición de las grasas. Los efectos positivos en nuestra apariencia y en el sistema cardiovascular se hacen patentes.

El estilo de vida *¡Sugar Busters!* requiere comer vegetales que contengan fibras y granos integrales. La fibra en estos alimentos tiene un efecto beneficioso en el proceso digestivo y en la salud en general. En *¡Sugar Busters!* se recomiendan las frutas, ya que son excelentes como tentempiés o meriendas. Las carnes son una excelente fuente de proteína pero deben de ser magras y se les debe de quitar el exceso de grasa. El concepto *¡Sugar Busters!* es cauteloso con las grasas. Cuando elija tomar leche y comer quesos, le recomendamos los productos bajos en grasa y sugerimos tener cuidado con las grasas saturadas. Demasiadas grasas saturadas y grasas trans—las que se usan en establecimientos de comidas rápidas—son muy dañinas, no solo para la cintura, sino también para el corazón y los vasos sanguíneos.

La hidratación es importante, y se le recomienda a todo el mundo que beban de seis a ocho vasos de agua al día. El dejar de comer una comida tampoco es saludable. Es importante comer tres veces al día y, además, le están permitidos los tentempiés o meriendas apropiados. Pero la moderación en el tamaño de las porciones también es importante. Si usted no es cuidadoso, puede comer demasiado aunque sea de una selección correcta de comida. Comer unos tentempiés o merendar en la noche tampoco está permitido. Comer antes de acostarse solo le aumenta el nivel de insulina y fortalece la producción del colesterol, ya que la mayoría de éste se produce mientras usted duerme.

El ejercicio forma una parte importante de cualquier estilo de vida nutricional exitoso. Usted debe de tratar de hacer por lo menos veinte minutos de ejercicio cuatro veces por semana para elevar la frecuencia cardiaca de cuando está el corazón en reposo. Sin embargo, la mayoría de la gente es demasi-

Figura 8.

Muertes causadas por el cáncer, las enfermedades cardiacas, las embolias cerebrales y los accidentes.

Fuente: Modificado de Marmot y Brunner (1991)

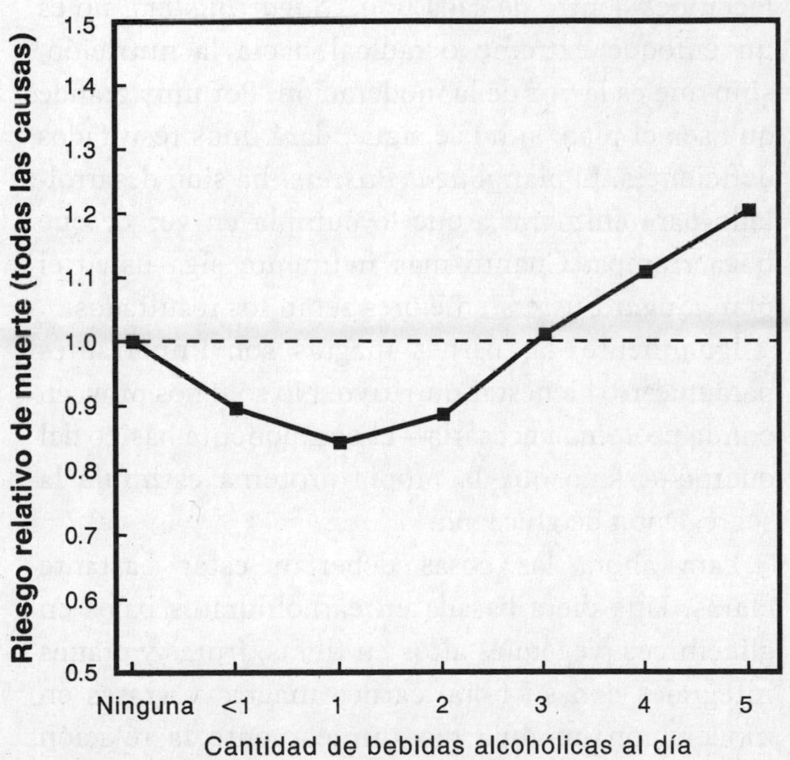

ado ambiciosa con el ejercicio, y cuando no logran sus metas, dejan de hacerlo. Muchos se imponen metas exageradas. Un poco de ejercicio tendrá resultados positivos, y ejercitarse un poco siempre es mejor que no hacer nada (véase el capítulo 17).

¡Sugar Busters! no es un concepto restrictivo. Usted puede comer de todos los grupos alimenticios, pero le recomendamos que haga las mejores selecciones dentro de cada uno. *¡Sugar Busters!* no es un enfoque extremo o radical hacia la nutrición, sino que es la voz de la moderación. Por muy grande que sea el plan, si no se sigue, dará unos resultados deficientes. El plan *¡Sugar Busters!* ha sido desarrollado para animarlo a que lo cumpla en vez de que haga trampa. Cuanto más fielmente siga usted el plan *¡Sugar Busters!*, mejores serán los resultados.

Igualmente, las carnes magras son importantes para nuestro bienestar nutritivo. No sólo nos proveen con la proteína necesaria—el componente básico del cuerpo—, sino que la propia proteína estimula la segregación de glucagón.

Para ahora las cosas deberían estar bastante claras. Una dieta basada en carbohidratos bajos en glicémicos (vegetales altos en fibras, frutas y granos integrales con su fibra) carnes magras y grasas en moderación, modula bioquímicamente la relación entre la insulina y el glucagón. Esto redundará en una pérdida general de grasa corporal y en la reducción de los efectos de la insulina en el sistema cardiovascular.

El alcohol, en cantidades razonables, puede ser beneficioso. El alcohol aumenta la lipoproteína de alta densidad (HDL) o componente bueno del colesterol (tanto el HDL-2 como el HDL-3), reduce el fibrinógeno del plasma, y además disminuye la viscosidad y la adhesión de las plaquetas. Sin embargo, parece que el vino tinto es más beneficioso que otras bebidas alcohólicas.

Las cáscaras y las semillas de las uvas que participan en la elaboración del vino tinto contienen una variedad dc bioflavonoides, llamados vitamina P, que reduce aún más la adherencia de las plaquetas, y también interfieren con la oxigenación del colesterol LDL (lipoproteína de baja densidad). Es la forma oxidada del colesterol LDL la que es perjudicial para el sistema cardiovascular.

La curva de relación entre el consumo de alcohol y la mortalidad tiene forma dc "U", tal como se puede ver en la Figura 8. Si se ingiere con moderación, el alcohol tiene el potencial de ser beneficioso para el sistema cardiovascular, pero cuando se consume en exceso, la curva se vuelve nociva. Por lo tanto, es importante tomar alcohol con cautela.

De todos modos, y a pesar de lo que se supone, el alcohol es responsable de más trastornos de la salud que el tabaco. Una aspirina al día, y comer uvas rojas o verdes, puede darle al cuerpo todos los beneficios atribuidos al consumo del alcohol.

Nosotros creemos que la pirámide de alimentación que recomienda el Gobierno tiene la culpa del problema de la obesidad en los Estados Unidos. Nosotros proponemos una pirámide diferente (véase el Apéndice A).

Con esto usted ha terminado de leer la parte más técnica de nuestro libro, y aunque no le podemos otorgar un título de medicina en los campos de la digestión, el metabolismo, y la cardiología, creemos que estará mucho mejor preparado para comprender las sugerencias prácticas que siguen sobre cómo alimentarse y poder así lograr una buena salud y perder peso. ¡Las conversaciones con su propio médico y nutricionista o dietista seguro que también se volverán más interesantes!

En resumen, la base de nuestro concepto es tener una influencia positiva sobre la secreción de la insulina y el glucagón a través de la nutrición. Esto se logra con una dieta compuesta de azúcares naturales no refinados, granos integrales no procesados, vegetales, frutas, carnes magras, fibra y (si lo prefiere) alcohol, en moderación. Usted y su familia se merecen lo mejor. Hagan la elección nutritiva correcta y únanse al estilo de vida *¡Sugar Busters!*

10 | Los patrones de alimentación

Todos los conceptos nutricionales exitosos consisten o tienen que ver con el "qué", el "por qué", el "cuándo" y el "cómo". En los capítulos anteriores hemos discutido el "qué" (el azúcar bajo) y el "por qué" (cómo regular la secreción de insulina), pero ahora tenemos que discutir el "cuándo" y el "cómo", los cuales convertirán toda esta información en tres comidas completas y una merienda o tentempiés de vez en cuando. Para muchos de ustedes, el tener éxito con el estilo de vida *¡Sugar Busters!* le requerirá cambiar sus hábitos alimenticios actuales.

Comer con más frecuencia comidas más pequeñas estimula menos la secreción de insulina que una o dos comidas grandes, porque largos intervalos entre las comidas alterarán la reacción del cuerpo a la secreción de insulina, y por lo tanto aumenta el almacenaje de las grasas. Por lo tanto, debemos de tratar de consumir por lo menos tres comidas balanceadas al día.

Algunos estudios indican que comer hasta seis

comidas pequeñas al día provee un mejor control de la reacción de la insulina, y que incluso ayuda a bajar el colesterol. Aunque no tenemos ningún problema con este patrón alimenticio, nos parece que les sería muy poco práctico a muchas personas acomodarlo a sus horarios diarios.

Como veremos en el capítulo 29 ("Los mitos") no es necesario contar las calorías. Tampoco es necesario contar los gramos de azúcar, ni los gramos de grasas, ni los gramos de proteína. No sólo son estos cálculos frustrantes, sino que los resultados son casi siempre poco fiables. El consumo diario debe de consistir principalmente de carbohidratos altos en fibras, carnes magras como fuentes de proteína y grasas no saturadas. El plan de *¡Sugar Busters!* enfatiza que se limite la grasa saturada.

El tamaño de las porciones es muy importante. No llene demasiado el plato: la carne y los vegetales deben de caber bien en el centro del plato y no llegar ni salirse por el borde del mismo. Si pone porciones adecuadas en el plato, no será necesario contar los gramos. Recuerde, una vez que se ha servido adecuadamente, no vaya a repetir, ya que así no ingerirá demasiado de un carbohidrato que, de lo contrario, tendría un contenido glicémico aceptable. Además, como la mayoría del colesterol se fabrica de noche, cuando estamos durmiendo, no se debe de comer una comida fuerte antes de acostarse. Usted debe de tratar de terminar de cenar alrededor de las ocho de la noche. Una vez termine de comer, ¡la cocina se cierra, y no hay meriendas de medianoche! El seguir este consejo también le ayudará a reducir o a eliminar la mayoría de los problemas de indigestión o de acidez estomacal que nos tienen despiertos en mitad de la noche.

Le aconsejamos que cuando meriende o coma un tentempié lo haga con frutas (menos el melón de agua, la piña, las pasas y los plátanos maduros, que tienen un índice glicémico alto, el resto son ideales). Algunas personas que suelen padecer de indigestión frecuente se pueden beneficiar al comer una fruta treinta minutos antes de una comida o 2 horas después. Las frutas son digeridas principalmente en el intestino delgado, y cuando se consumen con otros alimentos sólidos, su evacuación del estomago se retrasa. Esto permite la fermentación, dando lugar a indigestión y a la formación de gases (hinchazón).

La mayoría de las frutas contiene la fructosa básica del azúcar, la cual estimula aproximadamente un tercio de la secreción de insulina que produce la misma cantidad de sucrosa (azúcar de mesa). Por ello, comer frutas solas como merienda o en tentempiés es muy beneficioso, pero en combinación con otros carbohidratos se pierde la ventaja de la baja secreción de insulina, que se logra cuando se comen las frutas por sí solas. Sin embargo, sí se pueden tomar los jugos de fruta antes de la comida, porque los líquidos evacuan más rápido del estomago que los sólidos, especialmente si el jugo se bebe primero.

En general, los líquidos deben de tomarse en

pequeñas cantidades durante las comidas. Tragarse la comida con mucho líquido puede causarnos que pasemos por alto el masticar bien, que es un paso necesario para romper la comida en partículas más pequeñas, más apropiadas para una digestión mejor. El exceso de líquido con las comidas también diluye los jugos digestivos, lo que reduce su habilidad de interactuar con la comida no sólo en la boca, sino también en el estómago. Esto puede resultar en que el alimento parcialmente digerido entre en el intestino delgado y así ocasione calambres.

Los líquidos se pueden tomar entre las comidas. Pero tenga cuidado porque la mayoría de los refrescos, e incluso las bebidas hechas para deportistas, están llenos de azúcar. Además, algunos contienen grandes cantidades de cafeína. Tomar demasiado café y demasiado té puede presentar el problema de exceso de cafeína. La cafeína hace que el estómago produzca ácido gástrico, que estimula el apetito. Son preferibles el agua y las bebidas descafeinadas sin azúcar añadido. Usted debe de ser consciente de tomar entre seis y ocho vasos de agua al día. Esto es bueno para el buen funcionamiento de muchos órganos, especialmente los riñones. Tomar agua durante el día también le reducirá su deseo de comer, y eso le ayudará a bajar de peso.

Las bebidas alcohólicas presentan un problema distinto. El alcohol que se toma con una comida (en un estómago lleno) es absorbido más despacio, lo que causa menos secreción de insulina y potencialmente menos efectos intoxicantes. Así que si usted decide consumir alcohol, hágalo con el estómago lleno y en cantidades prudentes. Una advertencia: los refrescos mezclados con licores casi siempre contienen mucho azúcar, al igual que la cerveza, (que contiene maltosa), así que ninguno de los dos es considerado apropiado para una dieta saludable. Un vino tinto seco (bajo en azúcar) es la bebida alcohólica preferida.

Algunas dietas recomiendan no mezclar ciertos carbohidratos, tales como las pastas y el arroz, con las proteínas. Estas combinaciones supuestamente estimulan la secreción de enzimas digestivos no complementarios. Nosotros creemos que el problema no es tanto la combinación de los carbohidratos con proteínas como los tipos de carbohidratos que se consumen. Por ejemplo, se permite una comida de albóndigas (sin azúcar añadido) y espagueti de grano integral. Como indica la lista del capítulo 2, son aceptables pequeñas cantidades de la mayoría de los carbohidratos no refinados o no procesados.

Por supuesto, los almidones en casi todas sus formas (excepto el boniato, camote o batata, que contienen una cantidad considerable de fibra) son dañinos y no se deben de comer solos o en combinación con otros alimentos. Lo sentimos, no se permiten papas con la comida, excepto el boniato, camote o batata.

¡Aviso a los compradores! Aún las mejores intenciones pueden echarse a perder. Los fabricantes de productos alimenticios nos han hecho más dificultoso el comer de forma saludable. La mayoría de los cereales de desayuno—aunque se anuncien como los mejores productos para la salud—están repletos de azúcar blanco, azúcar moreno, melaza, sirope de maíz o miel. Es más, es difícil encontrar un cereal puro de granos naturales. Existen, pero para encontrarlos tiene que leer la letras pequeña en el costado de las cajas con mucho cuidado. El mismo problema se aplica a otras comidas, salsas y aderezos embotellados, enlatados y empacados. Por supuesto que los vegetales frescos son la mejor elección, seguidos por los congelados y, por ultimo, los enlatados sin azúcar adicional.

Los panes integrales, los panecillos, las magdalenas y otros productos están disponibles en los supermercados o en las tiendas de especialidades. Pero debe usted de asegurarse de que nuestro enemigo—el azúcar—no haya sido añadido de una forma u otra. Cuando empezamos a ver lo que ingerimos, rápidamente nos damos cuenta de cuanto azúcar hay en casi todo lo que hemos estado comiendo. Para recordarle a donde nos ha conducido esto, refiérase a la Figura 4 (página 36).

Cuando usted empiece a seleccionar los alimentos

y a planear sus comidas, tentempiés y meriendas, acuérdese de que tiene que evitar el azúcar y los carbohidratos de alto índice glicémico. Mientras que el azúcar estimula la secreción de insulina—lo que le indica al cuerpo que produzca y acumule grasa—la proteína estimula la secreción de glucagón, que hace lo opuesto. El glucagón ayuda a que el cuerpo movilice la grasa y a que lo convierta de nuevo en glucosa, lo que reduce las reservas de grasa y, por tanto, nuestras cinturas.

Una dieta que reduce la secreción de insulina mientras realza la secreción de glucagón es la más beneficiosa. Este método de comer reduce la grasa corporal y el colesterol, y también muchos problemas dietéticos causados por ambos. Por lo tanto, es esencial contar con buenas fuentes de proteínas. Se recomiendan todas las carnes magras y sin exceso de grasa, como la carne de res, el pescado y las aves. Deben de ser asadas a la parrilla o en el horno, y se debe evitar freírlas, ya que a veces esto se hace con grasas saturadas, grasas trans y/o se rebozan con harina refinada. Otros productos excelentes y saludables que son fuentes de proteínas son los huevos, el queso y las nueces. Recuerde que no es necesariamente la grasa que consume, sino la grasa que usted crea del azúcar lo que le está arruinando la apariencia y la salud.

Le debe de estar dando ganas de comer las comidas que le gustan pero que antes pensaba que no podía comer. Así que prenda el fogón y veremos qué hay para cenar. El capítulo 11 contiene una gran variedad de comidas aceptables y el capítulo 21 resume un plan de comidas para toda la vida que le ayudará en el camino de lograr un exitoso estilo de vida *¡Sugar Busters!*.

11 Alimentos aceptables y sus sustitutos

Lo fundamental en cualquier dieta es escoger los alimentos indicados. En este capítulo esperamos darle consejos y ejemplos que le faciliten su elección. Además, le comentaremos sobre la cafeína, los edulcorantes artificiales y las especias que son parte de la dieta diaria.

Pero primero veamos algunas excepciones que le van a sorprender. Los franceses dicen que las papas son para los cerdos y el maíz es para el ganado, y con buena razón. Estos alimentos ceban a estos animales al igual que nos engordan a nosotros. Las papas, remolachas y muchos otros vegetales que son raíces son puramente almidón, una forma en la cual se guarda la glucosa. Una vez dentro de nuestras vías digestivas, se convierten en azúcar puro. Al absorberse rápidamente la respuesta de la insulina resulta ser muy alta.

¿Cuántos de nosotros, por estar a dieta, no nos hemos comido un bistec tierno y jugoso y en vez hemos optado por una papa asada? Si quitáramos el interior de una papa asada y llenáramos la mayoría de la cáscara que queda con azúcar, ¿usted se la comería? ¡Por supuesto que no! Sin embargo, eso es lo que básicamente está haciendo cuando se come una papa asada, porque se convierte rápidamente en azúcar en el estómago.

El maíz híbrido que tiene unos granos grandes y pulposos también ocasiona una respuesta de insulina rápida. El maíz original indígena tenía granos más pequeños y más fibra, y por lo tanto tenía una absorción más moderada y emitía menos insulina. Muchos indígenas americanos se volvieron muy diabéticos cuando alteraron sus dietas y comenzaron a comer la variedad moderna híbrida del maíz.[1]

Entonces, a la lista de alimentos que se deben de evitar—que incluye el azúcar refinado y los productos de granos procesados, especialmente el pan blanco y el arroz blanco—se le deben de añadir las papas, las remolachas, el maíz y las zanahorias (en exceso). Esto puede resultar un poco desalentador, pero la lista de alimentos *recomendados* es muy extensa. Veamos qué podemos comer y disfrutar (Figura 9), así como lo que debemos evitar (Figura 10, página 106).

En las tiendas de comestibles estadounidenses es extremadamente difícil conseguir muchos alimentos enlatados o empacados sin uno o más azúcares añadidos. También, ojo con las salsas como la salsa de tomate ketchup y la mayoría de las salsas para la barbacoa, que contienen azúcar añadido. La mayoría de los aderezos de ensalada contienen también uno o más tipos de azúcar.

En conclusión, hay que recordar que aun con alimentos de índice glicémico moderado y bajo, tales como los frijoles y las batatas, boniatos o camotes no se puede comer tres o cuatro porciones de estos alimentos durante una comida sin retener o aumentar de peso. Todo suma, así que hay que mantenerse alerta al consumo total.

Figura 9.

Alimentos aceptables

Carnes

Carne de res magra*	Pollo*	Faisán
Cordero*	Pavo*	Perdiz
Puerco*	Codorniz	Alce
Ternera*	Venado	Paloma
Antílope	Pescado	Pato*
Conejo	Mariscos	
Ganso*		
Cocodrilo		

Vegetales

Frijoles	Calabaza
Lentejas	Calabacín
Guisantes o arvejas	Setas
Espinaca	Espárragos
Nabos	Alcachofa o alcaucil
Berzas	Lechuga
Corazones de palmito	Quimbombó
Berro	Zanahorias, con moderación
Col	

Coliflor
Brócoli
Pepino
Berenjena
Chayote
Pimientos
Apio
Col de Bruselas
Pepinos encurtidos
Rábanos
Batata, boniato o camote
Cebollas

Frutas

Manzanas
Limones
Mandarinas *satsumas*
Peras
Cerezas
Bayas
Kiwis
Albaricoques
Pomelos o toronjas
Melón tipo cantalupo
Tomates
Mandarinas
Naranjas
Limas
Mangos
Melocotones
Dátiles
Melón dulce tipo *honeydew*
Uvas
Ciruelas
Aguacates
Calabaza

Productos lácteos

Leche
Queso
Huevos
Yogurt
Nata
Mantequilla

Granos y cereales

Productos integrales, incluyendo el pan y la pasta (sin sucrosa, maltosa, dextrosa, miel, melaza, azúcar moreno ni sirope de maíz).

Arroz integral
Salvado de trigo
Salvado de avena
Otros granos no refinados
Harina de avena

Varios

Nueces
Especias†
Ajo
Chocolate (60 por ciento o más de cacao)
Salsa de Tabasco
Café‡
Té‡
Refrescos y otras bebidas con edulcorantes artificiales§
Jugos de frutas sin azúcar añadido
Aceite de oliva y de canola
Mantequilla de cacahuete (maní) sin azúcar añadido
Mermelada de frutas frescas sin azúcar añadido

* Sin piel ni grasa

† Las especias son generalmente permitidas, pero tienen poco o ningún valor nutritivo

‡ La mayoría de las personas no deben de tomar más de dos o tres bebidas que contengan cafeína al día. La cafeína puede causar irregularidades cardiacas, hipertensión, aumento de secreciones gástricas y del apetito. Sin embargo, parar de tomar cafeína de repente puede causar síntomas de síndrome de abstinencia tales como dolor de cabeza e irritabilidad.

§ Los edulcorantes artificiales no le hacen daño a la mayoría de las personas. Sin embargo, no tienen valor nutritivo.

Figura 10.
Alimentos que se deben evitar y sus sustitutos aceptables

Comidas a evitar	Sustitutos aceptables
Papas (blancas o rojas)	Frijoles, lentejas, batata, boniato o camote, tomates asados con queso, setas
Arroz blanco	Arroz integral
Maíz (incluyendo pan de maíz, o productos que contengan harina de maíz)	Quimbombó, guisantes, espárragos, calabaza
Zanahorias (demasiadas)	Espinaca, col rizada, brócoli
Remolacha	Corazones de palmito, alcachofas
Pan blanco	Panes integrales sin azúcar añadido, pastas de grano integral
Azúcares refinados	*Nutrasweet (aspartame)* u otros edulcorantes artificiales, Sweet Balance, fructosa

Comidas a evitar	**Sustitutos aceptables**
Otros productos refinados tales como galletas y tortas	Helado sin azúcar, yogurt sin azúcar, helado de vainilla sin azúcar, y *root-beer* de dieta (de vez en cuando)

12 | Cómo llenar y vaciar su alacena

Antes que usted llene la alacena y el refrigerador, primero debe vaciarlos de los alimentos no aceptables. Esto es muy importante ya que elimina la posibilidad de que la tentación esté muy cerca. Además les comunicará a sus hijos o a sus nietos que no deben comer cosas que engordan; asimismo tendrá usted espacio para guardar alimentos más nutritivos.

Cuánto inventario uno mantiene es cuestión personal. He aquí unas sugerencias para aquellos que tienen poco espacio en la alacena y que sólo cocinan en casa de vez en cuando.

Cómo vaciar la alacena

Elimine usted lo siguiente:

Papas blancas
Pan blanco
Harina blanca
Pastas que no sean de grano integral
Aderezos de ensalada y salsa que contengan azúcar

Mermeladas que contengan azúcar (los productos que están hechos sólo de frutas están permitidos, pero en moderación)
Azúcar, sirope, barras de chocolate
Bolsas de papitas fritas o de maíz
Galletas o barquillos hechos con harina refinada
Productos enlatados con azúcar añadido
Jugos de fruta con azúcar añadido
Refrescos edulcorados con azúcar
Salsas *teriyaki*

Cómo llenar la alacena

Productos secos

Harina de trigo integral molida a la piedra
Harina de centeno integral molida a la piedra
Harina de avena
Paquetes de edulcorantes como *Equal, Sweet 'N Low,* fructosa o estevia
Pasta de trigo integral
Salsa para la pasta sin azúcar añadido
Arroz integral
Frijoles negros, rojos, judías o porotos secos
Lentejas y guisantes secos
Vinagre blanco, de sidra de manzana, y balsámico* (preferentemente con 1 o 2 por ciento de azúcar)

* El vinagre reduce el índice glicémico de los alimentos

Batata, boniato o camote, cebollas amarillas, ajo
Nueces variadas, almendras, pacanas o nueces *macadamia*
Aceite de oliva y de canola
Aderezo de ensalada sin azúcar añadido
Mantequilla de maní natural
Atún, salmón y sardinas enlatadas
Chiles verdes enlatados, no muy picantes
Salsa
Tomates enlatados
Salsa tabasco
Vegetales verdes enlatados (espinaca, menestra de vegetales, col rizada), frijoles (negros, rojos, judías o porotos secos) y otros vegetales (guisantes, judías verdes, ejote, poroto verde, chauchas)
Especias a su gusto y salsa Worcestershire (conocida también como salsa inglesa) y salsa de soja
Mostaza
Mayonesa sin azúcar añadido
Café, té, té verde

La nevera

Leche descremada
Queso crema bajo en grasa
Quesos al gusto
Huevos
Crema agria baja en grasa
Yogurt sin azúcar añadido

Mantequilla
Lechuga y otros vegetales frescos a su gusto

El congelador

Tocineta *canadiense*
Patas de puerco ahumadas
Vegetales verdes congelados (espinaca, col rizada), otros vegetalcs (judías verdes, ejotes, porotos verdes, chauchas, guisantes, brócoli, coliflor)
Helado sin azúcar añadido
Carnes, aves o pescado

Frutas

Manzanas
Naranjas
Melocotones
Peras
Ciruelas
Melón tipo cantalupo
Bayas
Frambuesas
Fresas
Plátanos verdes
Tomates
Zarzamoras

13 | Por qué ¡Sugar Busters! funciona para las personas diabéticas

Todo el mundo debe de leer este capítulo, no sólo aquellos individuos que sean diabéticos. Todos nosotros tenemos algún amigo o pariente con diabetes. Después que usted lea este libro, y en particular este capítulo, usted podrá darles consejos a esos diabéticos. Esto los ayudará a que se alimenten de una manera que les reducirá los niveles de azúcar sanguíneo y, probablemente, también la necesidad de usar insulina o medicamentos orales.

La Asociación Americana contra la Diabetes y el Departamento de Salud y Servicios Humanitarios de los Estados Unidos han reconocido que un gran número de estadounidenses tienen síntomas prematuros de diabetes, y que si no se presta atención, la mayoría desarrollará la enfermedad en un plazo de diez años. Estas organizaciones ahora están usando el término *prediabetes* para describir los niveles de azúcar sanguíneo que son más altos que los normales, pero que aún no indican una diabetes desarrollada por completo. Estos organismos ahora están pidiendo que las personas se hagan pruebas para ver si tienen esta condición.[1]

Las dos categorías principales de la diabetes son *la que depende de la insulina* (diabetes de tipo 1) y *la que no depende de la insulina*, llamada diabetes de tipo 2 (aunque muchos de los diabéticos de tipo 2 a la larga dependerán de algún tipo de medicina oral o de inyecciones de insulina para controlar el azúcar). Otro tipo de diabetes menos común se suele dar durante el embarazo. A esta condición se la conoce como *diabetes gestacional* y la discutiremos más adelante.

Más del 90 por ciento de todos los pacientes diabéticos padecen de la de tipo 2. Las personas que tienen 1 adquieren la enfermedad cuando son más jóvenes y requieren inyecciones de insulina. Las personas que tienen 2, históricamente han sido personas mayores (que tenían más de cuarenta años cuando comenzaron a padecer de la enfermedad), obesos y que al principio podían ser tratados con dieta y ejercicios o con dieta y medicamentos por vía oral. Sin embargo, el reciente incremento en la diabetes de tipo 2 en los niños está cambiando nuestra forma de pensar sobre esta enfermedad. La dieta es aún el tratamiento más importante para todos los tipos de diabetes y *¡Sugar Busters!* describe una manera de comer que es particularmente efectiva para esta enfermedad en todos sus tipos.

Cuando escribimos este libro sabíamos que la manera de alimentarse que describíamos en él tenía que ser útil para los diabéticos. Pero las respuestas favorables que hemos recibido de las personas diabéticas que han seguido el estilo de vida *¡Sugar Busters!* han excedido nuestras expectativas. Muchos diabéticos de tipo 2 han visto que la glucosa de la sangre les ha bajado a su margen normal de 90 a 110 miligramos por decilitro (mg/dL). Hemos visto mejorías en muchas personas diabéticas de tipo 2 que antes necesitaban insulina, hasta el punto que ya no necesitan inyecciones.

El próximo ejemplo tipifica lo que este modo de alimentarse puede lograr en una persona que esté a punto de convertirse en diabético. Joe Canizaro, un comerciante muy conocido en el campo de la construcción en Nueva Orleáns relató lo siguiente: "En 1997 me hicieron mi examen médico anual y después de completar todas las pruebas, el médico me dijo: 'Joe, ¿qué ha estado haciendo?'. 'No sé doctor, ¿me pasa algo malo?'. El médico me dijo: '¡No, Nada! He estado diciéndole por seis años que usted es prediabético, pero esta vez su prueba de azúcar dio un resultado normal.' Yo le respondí: 'Bueno, doctor, he estado probando una manera nueva de alimentarme que leí en un libro que se llama *¡Sugar Busters!*'. Hablamos con Joe a finales del 2002 para ver cómo seguía, y nos dijo: 'Mi azúcar todavía está normal. Ya dejé de ser prediabético'.

El doctor John Crisp, decano del Colegio de Ingeniería de la Universidad de Nueva Orleáns, es un buen ejemplo del éxito que puede obtener un diabético de tipo 2 que necesitaba medicina por vía oral. El presidente de la universidad, el doctor Gregory

O'Brien, le regaló un ejemplar del libro *¡Sugar Busters!*, ya que estaba preocupado por la salud del doctor Crisp. Después de seguir el plan alimenticio recomendado en *¡Sugar Busters!*, el doctor Crisp descubrió que ya no necesitaba más pastillas y que su calidad de vida había mejorado drásticamente.

Hablemos ahora de la experiencia de Jerry Crowder, un ejecutivo jubilado de Houston, Texas. Jerry tenía 72 años de edad, exceso de peso y era una persona completamente diabética. Le dimos a Jerry una copia del manuscrito del libro original *¡Sugar Busters!* un mes antes de que fuera publicado, ya que sabíamos que era diabético y creíamos que el estilo de vida *¡Sugar Busters!* le sería beneficioso. Dos meses más tarde, uno de nuestros autores vio a Jerry y le preguntó: '¿Cómo le va?', y Jerry le contestó que había rebajado treinta libras, pero que lo que más le gustaba de nuestro plan era que ¡ya no tenía que usar más insulina! Los últimos dos años y medio Jerry había comenzado todas las mañanas con inyecciones de 28 unidades de Humulin N, pero su médico le dijo que ya no las necesitaba. Jerry cuenta que su médico le dijo: 'Jerry, su glucosa sanguínea estaba en 240 cuando le pusimos el plan de inyecciones de insulina, pero ahora es de sólo 128. Ahora usted es sólo un caso de una persona con una diabetes ambigua y, por lo tanto, ya no necesita estas inyecciones'. Jerry le dijo a nuestro autor que ahora hasta podía tomarse una o dos copas de vino por las noches sin elevar su azúcar sanguíneo excesivamente.

Estas son historias de casos exitosos ¿Qué quiere decir esto para Jerry y para todos aquellos como Joe y John que pueden lograr resultados parecidos? Si las personas diabéticas (la mayoría de las cuales, si no todas, son resistentes a la insulina) pueden mantener el azúcar sanguíneo en un nivel casi normal al alimentarse de una manera que requiera muy poca secreción de insulina, entonces podrían reducir dramáticamente el proceso que culmina en el deterioro de la vista, los riñones, los nervios y el sistema circulatorio.

¿Por qué esta dieta es tan efectiva para las personas diabéticas? Porque el páncreas de los diabéticos no fabrica la cantidad correcta de insulina o el cuerpo no responde a la insulina de un modo eficaz. La mayoría de las veces la diabetes se debe a la resistencia a la insulina. Tener resistencia a la insulina significa que si dos personas consumen el mismo alimento, el cuerpo de la persona resistente a la insulina necesita más de la misma para mantener el azúcar sanguíneo dentro de lo normal que el que no sea diabético. Los diabéticos que siguen el estilo de vida *¡Sugar Busters!* tendrán menos oportunidades de tener el azúcar sanguíneo fuera de control que si siguieran otras dietas para diabéticos que no diferencian, como lo hacemos nosotros, entre los carbohidratos buenos y los que son altos en glicémicos y, por lo tanto, demandan insulina.

Las personas diabéticas frecuentemente sufren de daños renales, de la vista, de los nervios, y del sistema cardiovascular. La circulación disminuida y el daño a los nervios (neuropatía) pueden llegar a dañar tanto las extremidades que éstas tienen que ser amputadas. Las inyecciones de insulina, aunque estén diseñadas para controlar la glucosa elevada en un paciente diabético de tipo 2, a menudo no son eficientes. La insulina inyectada es repartida en dosis predeterminadas que a veces no coinciden con los requisitos que crea el comer distintas cantidades de alimentos variados. En el cuerpo que utiliza la insulina normalmente, el páncreas que esté funcionando como es debido segregará la insulina en la corriente sanguínea en la cantidad precisa que se requiere en el momento preciso. No se puede lograr esta precisión con aparatos que distribuyen la insulina mecánicamente. Por lo tanto, una persona diabética no debe de alimentarse de manera que el cuerpo le pida una gran cantidad de insulina.

Los daños más severos ocurren en los diabéticos cuyo azúcar sanguíneo sufre de un desequilibrio mayor. En primer lugar, una dieta baja en azúcar refinado, papas blancas y productos de granos procesados no causa un gran aumento en el azúcar sanguíneo. La persona que se alimente así no expone sus órganos a daños.

Creemos que comenzar a tiempo con una dieta baja en glicémicos y alta en fibra puede prevenir, o incluso posponer de forma significativa, el comienzo de esta enfermedad. Si a la dieta se le añade el ejercicio, se reducen aún más las probabilidades de desarrollar la diabetes. (Para más información sobre la prevención de la diabetes, véase el capítulo 5).

La diabetes es una enfermedad muy común. Cada año se diagnostican más y más casos y el porcentaje de la población que es diabética continúa aumentando. Pero la tasa de aumento más alta en la última década ha sido la de nuestros hijos, (véase el capítulo 6).

Se ha encontrado que la diabetes es más común entre los afro-americanos, los nativos americanos y los hispanos que en las personas de raza blanca. Por otro lado se les diagnostica la diabetes a menos personas que provienen de grupos minoritarios—y que ya son diabéticos—que al resto de la población. Si usted forma parte de uno de estos grupos, debe de estar muy al tanto de los factores de riesgo o de cualquier elemento que pueda indicar que padece o está cerca de padecer la enfermedad. Entre estos están el sobrepeso o la obesidad, el haber padecido de diabetes gestacional durante el embarazo (recuerde si fue así y consulte con su médico), un historial familiar de diabetes y el tener el azúcar sanguíneo alto, o haber sido sometido a una prueba clínica que demuestre que es intolerante a la glucosa.

La epidemia de diabetes es un fenómeno a escala mundial. El uso actual común del azúcar refinado y de los productos de granos refinados, incluso el consumo masivo de papas fritas, son un fenómeno mundial. Más de 100 millones de personas de todo el mundo tienen diabetes y se estima que esa cifra llegará a los 250 millones para el año 2015. El azote de la diabetes aumenta con la edad y la obesidad en todos los grupos (Figura 11, página 121).

Los indígenas pimas del suroeste de los Estados Unidos tienen la incidencia más alta de diabetes en el mundo.[2] Cuándo se introdujo el maíz híbrido de grano grande por las mazorcas tradicionales de grano pequeño, la tasa de diabetes entre los pimas ¡aumentó un 50 por ciento! El índice glicémico de muchos de los alimentos tradicionales de los pimas es bajo comparado con el maíz híbrido y los carbohidratos altamente refinados; por ello sus cuerpos no pueden controlar eficientemente la carga adicional de azúcar.[3]

Según los expertos reunidos en un congreso reciente de la Asociación Americana de Endocrinólogos Clínicos, hasta un 50 por ciento de las personas que no saben que son diabéticos ya padecen de complicaciones tales como problemas nerviosos, de la vista, trastornos renales o cardiacos para cuando se les diagnostica la diabetes.[4] Un chequeo a tiempo es una medida muy sabia.

No recomendamos que una persona diabética ingiera alimentos con una carga glicémica alta. Aunque es cierto que todos los carbohidratos se convierten en glucosa en el cuerpo, simplemente no tiene sentido que los diabéticos se arriesguen a desequilibrar el azúcar sanguíneo consumiendo alimentos que causen un torrente de azúcar en la corriente sanguínea, tales como los caramelos o las tortas. Tampoco recomendamos estos alimentos para las personas que no sean diabéticas, ya que requieren que el páncreas segregue una gran cantidad de insulina, lo que puede resultar en un aumento de peso. En algunos individuos, el consumo frecuente de estas comidas puede eventualmente llegar a extenuar al páncreas, lo que lleva a la diabetes.

¿Y qué hay del ejercicio? La Universidad de Harvard hizo un estudio con 40 mil hombres, que tomó diez años en realizarse, y encontró que los que miraban más televisión, más de 40 horas a la semana, tenían tres veces más posibilidades de desarrollar diabetes que los hombres que miraban menos televisión.[5] Los investigadores reportaron que los hombres que miraban televisión habitualmente solían hacer menos ejercicio y comer más carne roja o procesada, más tentempiés, granos refinados y dulces. Además, comían menos frutas y vegetales y menos granos integrales. De nuevo, el estilo de vida *¡Sugar Busters!* puede ayudarlo a tener una vida más saludable.

Una advertencia importante: Si en estos momentos usted usa insulina u otra medicina para la diabetes y empieza el plan *¡Sugar Busters!* consulte con su médico, porque probablemente necesitará una dosis menor de su medicina. Es muy probable que no necesite tanta insulina, y si es diabético de tipo 2 y sigue cuidadosamente esta dieta, es posible que no necesite ninguna.

¿Y qué ocurre con los diabéticos de tipo 1, cuyos cuerpos no fabrican mucha insulina? ¿Les funciona esta dieta? Sí, les ayuda. Al no consumir alimentos ricos en carbohidratos refinados o procesados (azúcares)

Figura 11.

Probabilidades de desarrollar diabetes en un periodo de diez años según el porcentaje de sobrepeso en el examen inicial

Fuente: Reimpreso con el permiso de Diabetes 1996: Vital Statistics, 1996, Asociación Americana contra la Diabetes.

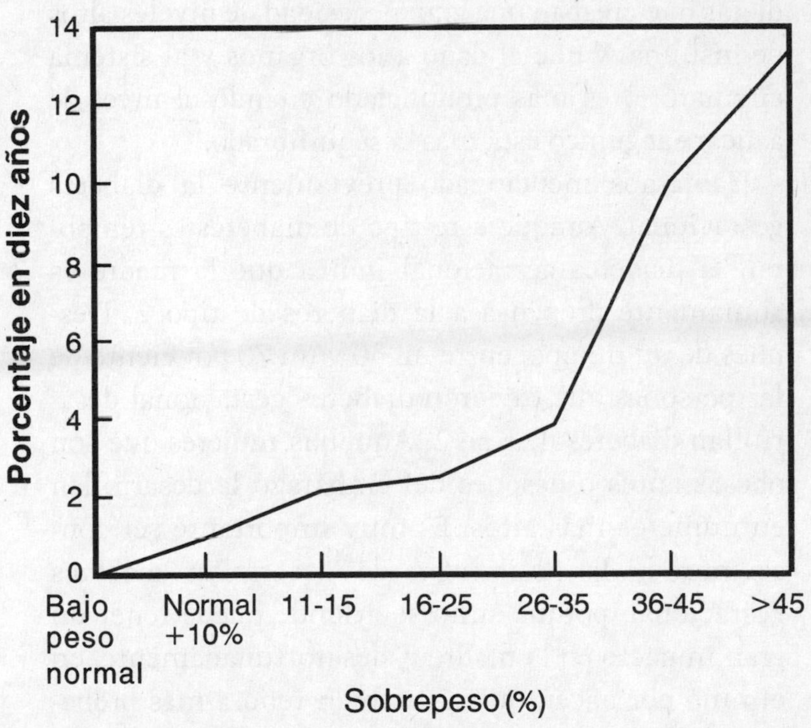

que crean un gran pedido de insulina, los diabéticos de tipo 1 no necesitarán tanta insulina para mantener la glucosa sanguínea dentro de lo normal. Un diabético de tipo 1 siempre necesitará una cierta cantidad de insulina, pero en cambio, comer de la manera que aconsejamos promueve requisitos de insulina más bajos, algo que, está claro, es más saludable. Recuerde que el cuerpo no evolucionó basándose en dietas que creaban una gran necesidad de niveles altos de insulina, y que el daño a los órganos y al sistema circulatorio es más pronunciado cuando el nivel de azúcar sanguíneo está más desequilibrado.

Habíamos mencionado previamente la diabetes gestacional. Aunque este tipo de diabetes es temporal, la diabetes gestacional indica que la madre es sumamente propensa a la diabetes de tipo 2. Después de un tiempo, entre un 50 y un 70 por ciento de las personas que tuvieron diabetes gestacional desarrollan diabetes de tipo 2. Aquellas mujeres que son obesas antes o después del embarazo la desarrollan en números más altos. Es muy importante ser consciente de la posibilidad de desarrollar diabetes gestacional, porque si no se atiende puede tener un gran impacto en la madre y, desafortunadamente, en el niño por nacer, quien también tendrá más probabilidades de ser diabético más tarde en la vida. Todas las mujeres diabéticas deberían someterse a pruebas para determinar si tienen diabetes gestacional entre las 24 y 28 semanas del embarazo. Una dieta baja en glicémicos, con muchas frutas y vegetales adecuados, ayudará a prevenir el aumento excesivo de peso y la aparición de la diabetes gestacional.

Como se ilustra en la Figura 4, página 36, hace sólo mil quinientos años no existía el azúcar refinado, ni tampoco los vegetales híbridos y jugosos ni los productos de granos con un contenido de fibra muy bajo y un índice glicémico muy alto. No existían las harinas ni los granos altamente procesados al no estar disponible la tecnología que actualmente permite refinar y quitar la fibra de una forma tan completa. Según las estadísticas del Departamento de Agricultura de los Estados Unidos (Figura 4), los fabricantes de alimentos estadounidenses están usando un promedio de 154 libras adicionales de azúcar refinado por persona por año (¡un tercio de libra o 53 cucharaditas al día!).

Añádale a eso el consumo de las grandes cantidades de carbohidratos con un índice glicémico alto que ingerimos y como resultado tenemos individuos con una sobredosis de glucosa, ya que sus sistemas digestivos no fueron diseñados para ese desgaste.

¿Causa o agrava la diabetes el consumo de azúcar refinado y los carbohidratos altamente refinados? Claramente, agrava la diabetes. Además, los estudios hechos entre grandes poblaciones a lo largo de muchos años sugieren que el exceso de azúcar y de carbohidratos refinados está causando diabetes directa o indirectamente—o por lo menos acelerando su inicio—al causar que muchas personas se vuelvan obesas y/o resistentes a la insulina.

Cuando el doctor Jorge Salmerion y otros examinaron los datos en el Estudio de Salud de las Enfermeras de Harvard, sonaron las voces de alarma sobre los riesgos asociados con desarrollar la diabetes de tipo 2.[6] Este estudio, basado en 65,173 mujeres sanas en el momento de empezar, de edades comprendidas entre los cuarenta y los sesenta y cinco años de edad, encontró que las mujeres que ingerían una dieta alta en glicémicos y baja en fibra tenían un 250 por ciento más probabilidades de desarrollar diabetes que aquellas que ingerían una dieta baja en glicémicos y alta en fibra. El estudio también recomendaba que las dietas debieran de incluir granos poco refinados (como recomienda *¡Sugar Busters!*). Este tipo de dieta es obviamente una gran manera de ayudar a prevenir la diabetes. Las conclusiones de este estudio—reconocido mundialmente—han logrado que aquellos críticos que han dicho que usar el índice glicémico o la carga glicémica para ayudar a guiar a las personas en su dieta no tenía validez, ahora reconsideren sus palabras.

Examinemos otras estadísticas. La tasa de diabetes en los Estados Unidos se ha triplicado desde 1958, lo que establece una relación con el incremento del consumo del azúcar (véase la Figura 4, página 36). ¿Qué otra cosa estamos comiendo en cantidades que son tan diferentes a las que comían nuestros antepasados? De seguro que no es la grasa, ya que su porcentaje en nuestra dieta ha disminuido desde los años 1970 del 40 por ciento al 34 por ciento. Aun más importante es que el consumo actual por persona y día ha bajado de 85 a 73 gramos (una reducción de un 16 por ciento). Y aun así, la incidencia de obesidad se ha duplicado desde finales de los años 1970, y ahora las personas pesan un promedio de 11 a 12 libras más que cuando consumían más cantidades de grasa.

¿De qué otros productos, además del azúcar, estamos incrementando el consumo? ¿De los refrescos? ¿Del café? Los refrescos casi siempre contienen cantidades enormes de azúcar (véase el capítulo 19,) así que cuando usted bebe refrescos sólo está añadiendo azúcar a la dieta. ¿Causará el café la diabetes y la obesidad? No lo creemos. El café no es un problema a no ser que se le añadan grandes cantidades de azúcar o se tomen cantidades excesivas de cafeína, lo cual puede causar otros problemas.

Dado que la tasa de obesidad en los Estados Unidos—tanto para los niños como para los adultos—se ha duplicado desde los años sesenta (con la mayoría del aumento ocurriendo desde la década de los años ochenta), y dado que el consumo de azúcar ha aumentado otro 20 por ciento desde 1980, ¿qué mejor correlación se podría hacer entre el consumo del azúcar refinado y sin valor nutritivo y lo que está causando que engordemos? ¿No es tan obvia la respuesta a este aumento en las tasas de obesidad y diabetes que desafía la lógica, aunque no todo el mundo lo perciba? ¿Cuánto más obvia puede ser la conexión entre el consumo de azúcar refinado, la obesidad y la diabetes?

Añadan a esto el hecho de que la correlación también tiene sentido desde el punto de vista fisiológico. La mayoría de los diabéticos eran gordos antes de ser diabéticos. Según *Guyton and Hall's Textbook of Medical Physiology* (2000)—la "Biblia" de los médicos para cuestiones de fisiología—la mayoría del azúcar o los carbohidratos se convierten en grasa al consumirse. El cuerpo solo puede guardar o almacenar unos cientos de gramos de glicógeno. La glucosa que no se usa pronto o que no se convierte en glicógeno se transforma en grasa, que es almacenada fácilmente. El cuerpo puede almacenar muchos gramos de grasa. Esto no es una teoría nutricional, sino una realidad fisiológica. ¡Es muy fácil ver cómo el azúcar se vuelve en grasa en nuestros cuerpos y en el de nuestras amistades!

Junte los hechos de fisiología de Guyton con los que se encuentran en el *Textbook on Endocrinology* de Wilson y Foster. La Figura 1 (página 20) demuestra claramente las respuestas. Son respuestas simples, francas y, aún mejor, son lógicas. Tienen sentido común, al inverso de las atribuciones que se hacen la mayoría de las dietas de hoy en día. Si no comiéramos tanto azúcar refinado y carbohidratos altos en glicémicos, la mayor parte de la población no padecería de estos problemas.

Desdichadamente, las escuelas de medicina estadounidenses no incluyen mucho sobre la nutrición en su currículo. Por favor, inste a su médico a que lea este libro, que lo critique, que verifique sus conclusiones con los datos objetivos en los textos médicos, y a ver si él o ella no llega a una conclusión parecida a la que se encuentra en *¡Sugar Busters!*

Como unos niveles promedio altos de insulina promueven o aceleran los problemas de la obesidad, hipertensión, y las enfermedades cardiacas, pregúntele a su médico por qué tantos nutricionistas, y hasta la Asociación Americana contra la Diabetes siguen recomendando una dieta rica en carbohidratos que lo único que causa es que el cuerpo necesite más insulina.

Las historias exitosas han sido muy estimulantes. Hay mucha ayuda para los diabéticos y los prediabéticos. Le predecimos con seguridad que a medida que se vayan haciendo más investigaciones, la forma de alimentación presentada en este libro—que es similar a la de nuestros antepasados—va a reemplazar las modas dietéticas actuales.

14 | La hipoglicemia

La hipoglicemia es un problema muy común en la población. El vocablo "hipoglicemia" se usa para indicar que una persona adulta tiene el nivel de azúcar sanguíneo muy bajo, usualmente menos de 50 miligramos por decilitro (mg/dL). Un nivel de menos de 40 mg/dL frecuentemente requiere atención médica. No hay que ser diabético para tener síntomas de hipoglicemia. Frecuentemente la hipoglicemia es la culpable de esos cansancios que nos dan al medio día más o menos una hora después de almorzar. En la mayoría de los casos hemos ingerido una comida rica en azúcar o alta en glicémicos y carbohidratos; eso causa que el azúcar inicialmente se eleve con la consiguiente alza en insulina (Figura 1). Pero cuando la insulina hace su labor y el azúcar sanguíneo comienza a bajar, a veces baja a niveles más bajos que los normales. Cuánto baja varía de persona en persona.

Si usted siente los síntomas que se discuten en este capítulo, puede que sea propenso a la hipoglicemia o puede ser que usted no pueda consumir comidas llenas de alimentos con los índices glicémicos altos. Las investigaciones indican que cuanto más rápido suba y baje el azúcar, más bajará del nivel normal (véase la Figura 7, página 70).

Existen tres tipos de hipoglicemia: (1) la hipoglicemia reactiva, que hemos discutido anteriormente y que es la forma más común; (2) la hipoglicemia espontánea, tal como la condición causada por tumores en el páncreas; y (3) aquella provocada por cirugía al tracto gastrointestinal.

Los síntomas de la hipoglicemia varían desde el letargo hasta la ansiedad. Para un grupo pequeño de personas puede causar incluso depresión. Los síntomas leves a moderados incluyen sacudidas o temblores, palidez repentina de la piel, sudores, aceleración del pulso, hambre, irritabilidad, pérdida de coordinación, mareos, fatiga, sueño, dolores de cabeza, lenguaje cercenado, o el soñar despierto y la falta de concentración.

Nuestra primera reacción, muy a menudo, es querer comer algo, casi siempre otro carbohidrato alto en glicémico que nos sube el azúcar sanguíneo, haciéndonos sentir mejor temporalmente. Pero el consumir cualquier cantidad de alimento alto en glicémico causará que el fenómeno de que el azúcar suba y baja se repita de nuevo, lo que resultará en un deseo de comer más. Como resultado, la sangre y los niveles de insulina van a fluctuar de una manera muy poco saludable. Esto se podía haber evitado en primer lugar si se hubiera comido como es debido.

En un caso de hipoglicemia sólo se debe de comer un pedazo de fruta o tomar un poco de jugo para que no vuelva a comenzar el ciclo de "montaña rusa" o "sube y baja" del azúcar sanguíneo alto y bajo que inicialmente provocó la situación.

Las personas diabéticas, sean de tipo 1 o de tipo 2, a veces tienen ataques de hipoglicemia debido a que la insulina o las medicinas orales de la diabetes, si no están sincronizadas exactamente con las cantidades y el horario en que se consumen los alimentos, pueden causar que el azúcar sanguíneo baje demasiado (hipoglicemia) o suba y se quede en un nivel alto (hiperglicemia).

Las personas que tengan síntomas importantes de hipoglicemia deben consultar con su médico para que éste les dé su opinión profesional. Pero en la mayoría de los casos, una hipoglicemia leve es puramente el resultado de comer una comida rica en carbohidratos altos en glicémicos. Fácilmente se pueden evitar los síntomas asociados con el azúcar sanguíneo bajo siguiendo el estilo de vida *¡Sugar Busters!*. Y piense en lo bien que usted funcionará en el trabajo, en el juego y hasta cuando esté conduciendo un automóvil después de una comida baja en glicémicos.

15 | El plan ¡Sugar Busters! para tener un corazón saludable

La mayoría de nosotros seguimos una dieta específica por una o dos razones: para mejorar la apariencia o mejorar la salud cardiovascular. En la actualidad, tanto los hombres como las mujeres estadounidenses parece que consideran el ser delgado como algo más atractivo. La mayoría de nosotros hemos tratado de rebajar unas libras de más antes de salir de vacaciones o antes de un evento importante. A menudo el sistema cardiovascular es el blanco de estos esfuerzos. Por lo tanto, quisiéramos elaborar un poco sobre el sistema cardiovascular y la influencia de la dieta en él.

Las enfermedades del sistema cardiovascular—principalmente los ataques del corazón, la hipertensión, y los derrames cerebrales—son el enemigo público número uno, y son responsables por doce millones de muertes al año en los Estados Unidos. Las enfermedades coronarias son la causa principal de mortalidad en los países industrializados. En los próximos diez años se espera que la enfermedad arterial coronaria y los ataques cerebrovasculares sean las causas principales de muerte en la mayoría de las naciones en vías de desarrollo.

Las enfermedades cardiovasculares, los ataques cerebrovasculares y, frecuentemente, la hipertensión se deben al deterioro de las arterias a través de un proceso llamado arteriosclerosis, esto es, sencillamente, el endurecimiento de las arterias. Este proceso es un fenómeno natural del envejecimiento. Al envejecer nuestros cuerpos también envejecen las arterias. La superficie lisa interior de éstas—llamada íntima—empieza a agrietarse cuando la capa del centro, que es elástica y muscular, es incapaz de retroceder cuando una onda de pulsación expande el vaso sanguíneo. En estas grietas que se forman se acumulan las plaquetas, la fibrina, el calcio, y el colesterol, los cuales acaban creando un ateroma o placa.

Con la tensión constante a la que está sometida la pared arterial y la interrupción intimal (la capa más profunda) generada por la turbulencia del flujo sanguíneo, los residuos siguen depositándose, hasta que la arteria se estrecha significativamente y, como resultado, cada vez menos corriente sanguínea llega a las diferentes partes del cuerpo. En este momento nos referimos al proceso como una enfermedad, ya que su presencia ha causado un problema.

Una pregunta que se les hace a los médicos frecuentemente es: "¿Cómo evito la arteriosclerosis?". La respuesta es fácil: no viva una vida larga. (Esta alternativa no les gusta a la mayoría de los pacientes). Sin embargo, algunos factores nos predisponen a una arteriosclerosis prematura y, subsecuentemente, a padecer de una enfermedad cardiovascular. Es importante estar al tanto de los factores de riesgo y planear como corresponde. Algunos los podemos alterar, otros no. Pero lo que se aprende al estar consciente de los riesgos, es casi siempre muy beneficioso para mejorar la salud cardiovascular.

Al principio se pensaba que había tres factores que influían en el desarrollo precoz y prematuro de la arteriosclerosis: (1) el colesterol alto, (2) la presión arterial alta, y (3) el fumar. Sin embargo, ahora sabemos que otros factores también influyen en el proceso de manera importante. Estos incluyen los siguientes: la herencia, la diabetes, los triglicéridos elevados, la gordura, el estrés y un estilo de vida sedentario (véase la Figura 12).

Figura 12.

Factores de riesgo de las enfermedades arterioscleróticas cardiovasculares

La herencia	**Los triglicéridos elevados***
El fumar	**La obesidad***
Presión arterial elevada*	**El estrés***
La diabetes*	**El azúcar***
El colesterol elevado*	**Un estilo de vida sedentario***

*** Factores de riesgo a los que les afecta favorablemente el estilo de vida ¡Sugar Busters!**

De todos estos factores, la herencia es el más importante. Los factores genéticos contribuyen a la susceptibilidad, o a la resistencia, de un individuo a la enfermedad cardiovascular. Además, parte de la susceptibilidad o de la respuesta a los factores dietéticos es de origen genético. Para poder tener un control absoluto de nuestros factores hereditarios tendríamos que escoger a nuestros padres, pero para la mayoría de nosotros, eso no es una opción. Aquellas personas con un fuerte historial familiar de enfermedad arteriosclerótica cardiovascular deben de estar muy conscientes de los otros factores de riesgo para que puedan modificar su estilo de vida y así minimizar la influencia negativa en sus sistemas cardiovasculares.

Todos tenemos la capacidad para controlar el factor "humo". El uso del tabaco en todas sus formas promueve el desarrollo de arteriosclerosis a través de varios mecanismos. La nicotina en el tabaco es un constrictor de los vasos sanguíneos y causa que se reduzca el flujo sanguíneo y que el corazón trabaje más. Los fumadores tienen niveles de antioxidantes más bajos en el plasma y creemos que esto los hace más susceptibles a la formación de placa en las paredes arteriales. Hay algunas operaciones—como el puente coronario (*bypass*)—que pueden ser muy beneficiosas para superar las complicaciones de la arteriosclerosis, pero si el paciente continúa fumando, reduce en más de la mitad los efectos regenerativos de las mismas.

Hace mucho tiempo que la diabetes mellitus ha sido asociada con la arteriosclerosis temprana y difusa, que en muchos casos resulta en una muerte prematura. Sin embargo, las personas diabéticas que se ven más afectadas son el 85 por ciento de las personas, más o menos, que son resistentes a la insulina. Estas personas necesitan niveles cada vez más altos de insulina en el plasma para lograr el resultado necesario en la regulación de la glucosa sanguínea. Parece que un nivel elevado de insulina promueve la formación de depósitos de grasa y el desarrollo del músculo liso en las paredes arteriales. Ambos procesos están involucrados en la formación de la placa. Además, los niveles altos de insulina probablemente hacen que la sangre coagule más fácilmente, lo que obviamente conduce más fácilmente a formar bloqueos arteriales.

La hipertensión, o presión arterial alta, se considera "esencial" en más del 90 por ciento de los casos. Esto significa que en realidad no sabemos su causa, pero sí sabemos que produce tensión adicional en el corazón y en el sistema arterial. La presión arterial diastólica (la presión baja es la fuerza o la resistencia a la que está sujeto el corazón durante la fase relajada del ciclo cardiaco o latido del corazón. Cuanto mayor sea la tensión durante esta fase, más se acelera el deterioro o envejecimiento de las paredes arteriales. Esto conduce a la pérdida de tejido elástico, al agrietamiento y, como hemos visto, a la formación de placa en el corazón. Claramente, el control de la presión sanguínea reduce el estrés en el sistema cardiovascular contribuyendo a su mayor durabilidad.

La hiperlipidemia (el aumento de grasa en la sangre), y en especial la hipercolesterolemia (el colesterol elevado), está asociada con el comienzo prematuro de la arteriosclerosis. Pero el colesterol es un componente importante en la formación de placa. El colesterol también es vital para el buen funcionamiento de muchos de los procesos del cuerpo, tales como la formación de esteroides y la síntesis de las lipoproteínas (combinaciones de grasa y proteínas presentes en la sangre): ambos son necesarios para las actividades metabólicas vitales. Los investigadores también creen que hay una conexión entre el colesterol y la insulina, ya que los diabéticos que son resistentes a la insulina—esas personas con altos niveles de insulina en el plasma—tienen niveles de colesterol irregularmente elevados. El componente predominante en el colesterol de estas personas es la LDL (lipoproteína de baja densidad), la cual se conoce también como "el colesterol malo". Algunos componentes del colesterol, como la fracción de lipoproteína de alta densidad (HDL), especialmente la HDL-2 y la HDL-3, ejercen un efecto protector sobre el sistema cardiovascular.

El género sexual es un factor en el desarrollo de la arteriosclerosis, y, en este caso las mujeres tienen la ventaja, por lo menos hasta la menopausia. Como se verá en el próximo capítulo, el estrógeno en las mujeres perimenopaúsicas baja el nivel de insulina en la sangre. Esto imparte una influencia significativa en el sistema cardiovascular contra el desarrollo de la arteriosclerosis. Después de la menopausia, las incidencias de arteriosclerosis en las mujeres empiezan a alcanzar el mismo nivel de los hombres.

Aun si no existieran factores de riesgo, la arteriosclerosis va a ocurrir; es el proceso natural de las arterias. El sistema cardiovascular tiene una expectativa teórica de vida máxima de aproximadamente 120 años. La línea que separa a la arteriosclerosis como un proceso natural del envejecimiento y como enfermedad es muy fina. En las personas mayores, la presencia de arteriosclerosis se acepta como envejecimiento normal, pero se la reclasifica como una enfermedad cuando empiezan a aparecer problemas relacionados a esta. Estén seguros de que si vivimos una vida larga tendremos arteriosclerosis, ¡pero piense en la alternativa!

La obesidad hace tiempo que viene siendo asociada con problemas prematuros del sistema cardiovascular. En varias poblaciones—estudiadas según sus edades—donde la obesidad es baja, la expectativa de vida es mayor. Compare a Francia y a los Estados Unidos. Entre las edades de dieciséis y cincuenta años, los franceses tienen un 50 por ciento menos obesidad y un 20 por ciento menos problemas cardiovasculares y de colesterol que sus homólogos estadounidenses. El exceso de grasa corporal es depositado por todo el cuerpo, del cual el sistema cardiovascular no es excepción. El peso adicional es una carga para el sistema cardiovascular. El ejercicio, aunque no sea un requisito para muchas personas para lograr rebajar de peso ni para estabilizarlo, ofrece beneficios claros, tanto para el sistema cardiovascular como para la salud en general. Una discusión más completa de este componente importante para tener un estilo de vida óptimo puede encontrarse en el capítulo 17.

"Somos lo que comemos", dice un antiguo refrán que todo el mundo conoce. Pero hoy en día su sagacidad se está volviendo aun más importante al comprender la gama completa de la nutrición y sus efectos en los diversos sistemas de los órganos, especialmente en el sistema cardiovascular.

Aunque las grasas y las carnes, sobre todo las rojas, han caído en desuso, y los carbohidratos han estado de moda, muy pocas personas se han puesto a pensar en qué es lo que le pasa al exceso de azúcar que es el producto final de la metabolización de los carbohidratos. Algún azúcar es usado por la sangre para mantener un nivel adecuado de glucosa en circulación, y alguno rellenará el almacenamiento de glicógeno en el hígado y en los músculos. ¿Pero qué le pasa al resto? Se convierte en grasa.[1] Efectivamente, la mayoría de la grasa corporal viene del azúcar ingerido y no de la grasa que se consume. La insulina facilita esta conversión.

Además, la insulina tiende a bloquear la lipolisis o la conversión de la grasa de nuevo en glucosa. Por lo tanto, a las personas que tienen niveles de insulina altos les cuesta más trabajo quemar grasa para obtener energía. En otras palabras, ¡les cuesta trabajo rebajar de peso!

El azúcar de la dieta es ahora reconocido como un factor de riesgo para las enfermedades cardiovasculares. Esto es debido al efecto del azúcar en la secreción de la insulina. Actualmente se sabe que la insulina es aterogénica, o sea, que causa el desarrollo de las placas arterioscleróticas en las paredes de los vasos sanguíneos. Además, también se sabe que la insulina causa agrandamiento del corazón, y más específicamente la hipertrofia del ventrículo izquierdo. El ventrículo izquierdo es la cámara principal surtidora del corazón y tiene que ver con el 99 por ciento de los ataques al corazón.

Dos factores previamente discutidos, el ejercicio y el estrógeno, disminuyen la resistencia a la insulina, y además se sabe que tienen un efecto beneficioso en el sistema cardiovascular, retardando el proceso de la arteriosclerosis.

Sin embargo, hay un grupo de personas que, sin importar lo que hagan para minimizar sus factores de riesgo, parecen desarrollar un tipo de enfermedad cardiovascular arteriosclerótica a temprana edad. En ocasiones esto puede conducir a ataques de corazón prematuros, derrames cerebrales e hipertensión. Este grupo de personas está compuesto de diabéticos resistentes a la insulina en los cuales la única anormalidad que se les puede medir son unos niveles de insulina elevados. Se nos ha hecho patente—no solo a nosotros, sino también a otros investigadores—que la insulina ejerce mucha influencia en el desarrollo de las enfermedades cardiovasculares a través de la arteriosclerosis. Por lo tanto, la llave para mejorar la salud y el rendimiento a través de la nutrición involucra a la insulina. Modular la secreción de esta hormona a través de la dieta puede ser justamente la variable más importante para influir en el desarrollo de enfermedad cardiovascular. En el capítulo 8 se discute cómo se logra esta modulación y su efecto en la pérdida o el aumento de peso.

Al influir positivamente en ocho de los diez factores de riesgo cardiovasculares, el estilo de vida *¡Sugar Busters!* le ayuda a mantener un "corazón saludable". La manera de alimentarse que recomienda *¡Sugar Busters!* le mejorará sus niveles de insulina y su peso. Esto le ayudará a mantener una mejor presión arterial y una mejor química sanguínea (el colesterol y los triglicéridos). La diabetes de tipo 2 será prevenida por completo, o por lo menos será controlada mejor. Al lograr esto, muchas personas han notado que su estado de animo tiene menos fluctuaciones y han logrado una disminución en su nivel de estrés. Todos esos factores son beneficiosos para las enfermedades cardiovasculares. Combata la causa número uno de muerte siguiendo el plan *¡Sugar Busters!* y mejore considerablemente su perfil de riesgo para así tener un corazón más saludable.

16 Las mujeres y la pérdida de peso

Efectivamente, las mujeres tienen más problemas a la hora de perder peso que los hombres. Sin embargo, algunos de los mayores éxitos de *¡Sugar Busters!* lo han tenido las mujeres. Una señora que conocemos pudo rebajar 79 libras en cinco meses siguiendo el estilo de vida *¡Sugar Busters!*.

Maggy Drezins Moity es una mujer de 51 años que reside en Nueva Orleáns y que había tenido problemas con el peso toda su vida, hasta que comenzó el estilo de vida *¡Sugar Busters!* en 1997. Cuando se graduó de la escuela superior pesaba 120 libras, pero poco después de casarse y de tener hijos, su peso aumentó a 190 libras. Después de la muerte repentina de su esposo comenzó a comer en exceso y llegó a pesar 319 libras. Cuando se dio cuenta de que tenía que hacer algo, disminuyó su consumo de alimentos y eliminó toda la grasa posible de su dieta. A los dieciocho meses bajó a 190 libras, donde se estancó un tiempo.

A Maggy le enseñaron el sistema de vida *¡Sugar*

Busters! y en los próximos cinco meses perdió 79 libras, rebajando a su peso actual de 111 libras. Ella dice que *¡Sugar Busters!* es la dieta más fantástica que hay. A ella siempre le gustaron mucho los dulces, pero esta manera de comer le ha quitado los antojos de comer dulces. Su energía, rendimiento y sentido de bienestar general han mejorado. Para mantenerse en línea, Maggy vuelve a releer *¡Sugar Busters!* todos los meses, y lo llama "mi Biblia". Seguir el estilo de vida *¡Sugar Busters!* le ha dado a Maggy, quien se ha vuelto a casar, una figura nueva y una vida nueva. Maggy dice: "¡Yo creo que *¡Sugar Busters!* es fantástico!".

Nos hemos vuelto a comunicar con Maggy, que lleva ya con el estilo de vida *¡Sugar Busters!* cinco años. Maggy aún sigue pesando 200 libras menos y dice que está llena de energía y que se siente muy bien. Pero todos los críticos y expertos prominentes dicen que las dietas que contienen más proteína que la cantidad que históricamente se ha considerado apropiada (alrededor del 15 por ciento de la dieta), sólo causan una pérdida temporal de agua y peso. Entonces, que nos expliquen, por favor, ¿cómo es que la señora Moity podía haber estado cargando 200 libras de agua, y no de grasa, en su cuerpo? ¿Y consideran ellos una pérdida de cinco años algo temporal? Esto no es un testimonio de un tal "Joe" o "Sally" o "Jim" o "Jane". Maggy, al igual que todos nuestros ejemplos, es una persona de verdad, con nombre y apellido.

Maggy también comentó sobre el volumen total de comida que ha estado comiendo. Dice que continúa ingiriendo grandes cantidades de comida, aunque alimentos diferentes, más bajos en contenido glicémico que los que ingería cuando pesaba 319 libras, o cuando se estancó un tiempo en 190.

Maggy Moity, nosotros te agradecemos por ayudarnos a informar a todos los expertos con puntos de vista anticuados que no parecen entender algunos procesos fisiológicos sencillos con respecto a la nutrición y el metabolismo.

Otra señora, Lala Ball Cooper, de Memphis, Tennessee, escribió sobre su experiencia con *¡Sugar Busters!*: "Mi trayecto con *¡Sugar Busters!* comenzó hace dieciocho meses. Cómo encontré la motivación para comenzar este trayecto es todavía un misterio. Ya había perdido, antes de esa primavera, cualquier esperanza de perder el 'relleno' que me rodeaba el cuerpo, que en realidad era de talla mediana. Recuerdo que mi vida entera, desde por lo menos cuando estudiaba en la escuela primaria, había sido una constante batalla contra el peso. Buscando siempre una solución y nunca encontrándola, yo había probado la dieta de moda, año tras año, hasta que llegué al punto que si me hablaban de una nueva dieta, aunque ésta viniera acompañada de la campaña publicitaria más sensacional, no me provocaba ningún interés. No sé explicar entonces cómo encontré la motivación para investigar el libro *¡Sugar Busters!* Todavía me sorprendo de haber comprado un ejemplar, y me asombro aún más de haberlo leído y de haber intentado seguirlo, ya que en esos momentos mi escepticismo era altísimo y mis esperanzas de que me funcionara algún plan eran mínimos".

"*¡Sugar Busters!* comenzó a funcionar inmediatamente. Las libras comenzaron a desaparecer rápidamente, pero yo estaba tan gorda que por dos meses nadie se dio cuenta en la escuela donde yo doy clases. No le dije a nadie que estaba a dieta (después de tantos fracasos las personas que estamos gordas al fin aprendemos a no darle publicidad). Con mi secreto aún intacto, me pasé el verano perdiendo peso continuamente. Cuando regresé a mi trabajo de maestra en el otoño, se le corrió el velo a mi secreto".

"Ahora peso 124 libras menos que cuando empecé. Aunque perdí la mayor parte del peso en los primeros ocho meses, todavía sigo bajando, aunque ahora a un paso mucho más lento. La mejor parte es que no he aumentado nada. Para lograr esto he enfocado mi nuevo éxito con una nueva actitud. Yo sé que *¡Sugar Busters!* para mí no es algo que me podré dar el lujo de desechar después que llegue a mi meta. Va a tener que ser un hábito de por vida si pienso mantenerme delgada. Como este plan está basado en principios nutritivos válidos y ha eliminado el gran enemigo de las personas que se ponen a dieta—la necesidad—continuar en este plan es algo que supongo que puedo tratar de hacer a largo plazo. Estoy más sana que nunca, como lo comprueban los análisis de mi química sanguínea que me hace el médico cuando voy a mi examen físico anual. Por primera vez creo de verdad que voy a poder dejar atrás mi historia de ser una persona obesa".

¡Enhorabuena, Lala Ball Cooper!

Sin embargo, algunas mujeres en el plan *¡Sugar Busters!* se frustran porque tienen unos resultados más lentos que los hombres. En su libro más reciente, *La Méthode Montignac Spéciale Femmes*, Michel Montignac—un especialista en nutrición francés—habla de este problema.

Montignac identifica cuatro puntos por los cuales él cree que se les hace más difícil a las mujeres rebajar de peso. Estos son: (1) las mujeres son más sedentarias que los hombres; (2) las mujeres comen más entre comidas; (3) las mujeres hacen más dietas que los hombres, así que son más resistentes a ellas; (4) las mujeres suelen tomar suplementos hormonales, lo que hace más difícil que rebajen de peso, y hasta las puede hacer aumentar. Aunque los autores de *¡Sugar Busters!* no están totalmente de acuerdo con Montignac, sí pensamos que algunos de sus puntos son válidos.

Por lo general, las mujeres suelen hacer ejercicio con menos vigor y tener menos masa muscular para quemar como fuente de energía que los hombres. Los hombres suelen practicar más el jogging o usan maquinas para hacer ejercicios de alta resistencia, mientras que las mujeres participan más en programas de ejercicios aeróbicos. Sin embargo, se tiene que recordar que miles de personas están rebajando de peso al seguir cuidadosamente el plan *¡Sugar Busters!* sin hacer ejercicio.

Las mujeres que trabajan en su hogar tienden a comer más entre horas que las mujeres que trabajan o los hombres. Esto es natural, ya que alguien que está entrando y saliendo de la cocina tiene más oportunidad de comer que alguien que está lejos de la casa el día entero.

Las mujeres que están tomando algún suplemento hormonal, como las pastillas para el control de la natalidad, pueden tener muchos problemas para bajar de peso, especialmente si lo que toman es progesterona. La progesterona aumenta el apetito y, definitivamente, promueve el almacenamiento de la grasa. Muchos ginecólogos usan la progesterona para estimularles el apetito a las pacientes que se están recuperando de alguna cirugía o de otro procedimiento donde se desea que el paciente mejore su nutrición y aumente de peso. Si una mujer está tomando un suplemento hormonal de algún tipo, no lo debe de suspender por su cuenta, sino que debe de pedir una opinión médica.

A muchas mujeres que están pasando o han pasado por la menopausia les han recetado una terapia hormonal que combina el estrógeno y la progesterona, lo que dificulta aún más que rebajen de peso. Basándose en un estudio de 16,000 mujeres sin enfermedades cardiacas, el Gobierno ha circulado avisos que dicen que está probado que esta combinación aumenta el riesgo relativo de la mujer a desarrollar enfermedades cardiacas en un 29 por ciento, los derrames cerebrales en un 41 por ciento, el cáncer de seno invasivo en un 26 por ciento, los coágulos de sangre en las venas en un 107 por ciento, y los coágulos pulmonares en un 113 por ciento. Aunque el abandonar esta terapia puede no ser lo mejor para las mujeres que padecen de sofocos de calor, puede ser una buena noticia para las que han tenido problemas para rebajar de peso.

Por otro lado, el estrógeno, por sí solo, puede ser beneficioso para las mujeres que están tratando de rebajar, porque aumenta la sensibilidad a la insulina. Por lo tanto el estrógeno actúa como el ejercicio, es decir, como un suplemento al estilo de vida *¡Sugar Busters!* Todas estas cosas ayudan a disminuir los niveles de insulina.

Además, las mujeres por lo general son más eficientes genéticamente que los hombres. Esta diferencia comienza al nacer y continúa durante toda la vida. Como las mujeres tienen que mantenerse, no sólo a ellas mismas, sino también a un feto que crece durante el embarazo (y tanto a ellas como al bebé durante la lactancia) sus sistemas son más eficientes al guardar reservas que están disponibles para ser usadas en esos momentos.

Los problemas que tienen muchas mujeres que tratan de rebajar de peso son reales, y tienen que revisar cuidadosamente todos los puntos que acabamos de mencionar para poder lograr los mejores resultados con el estilo de vida *¡Sugar Busters!*. Obviamente, algunos factores, como las hormonas, influyen más que otros. Sin embargo, para muchas mujeres es importante no descartar ninguno de los puntos mencionados. Para ellas, prestarle atención a los detalles les dará a la larga el resultado satisfactorio que nosotros continuamos viendo en la mayoría de las mujeres que han adoptado el estilo de vida *¡Sugar Busters!*.

Según la doctora Christiane Northrup, autora de *The Wisdom of Menopause*, un 25 por ciento de las mujeres tienen problemas de las tiroides cuando llegan a la perimenopausia. Ya que una función baja de las tiroides puede causar que el ritmo metabólico disminuya, es conveniente que usted se haga un examen de la tiroides si está siguiendo el estilo de vida *¡Sugar Busters!* sin lograr ningún resultado.

El doctor Bennie R. Nobles, de Nueva Orleáns, señaló otro beneficio significativo de seguir el estilo de vida *¡Sugar Busters!*. Recientemente se descubrió que una causa común de los problemas de la fertilidad en las pacientes, específicamente el síndrome poliquístico de los ovarios, está relacionado con el aumento en la resistencia a la insulina, algo común en las mujeres obesas. El cuerpo de estas pacientes, en un intento por mantener el nivel de azúcar sanguíneo normal, produce una gran cantidad de insulina para que no se vuelvan diabéticas. Después de ser tratadas con Glucophage, una medicina que disminuye la necesidad de insulina, muchas mujeres empezaron a ovular y quedaron embarazadas. Ahora se ha descubierto que las mujeres que siguen una dieta baja en glicémicos acompañada de ejercicio logran muchos de los mismo beneficios. El estilo de vida *¡Sugar Busters!*, al disminuir los niveles dc insulina en la sangre, ha sido efectivo en ayudar a que algunas de estas mujeres reduzcan sus niveles de insulina anteriormente elevados y ha contribuido a que algunas de ellas queden embarazadas. Le agradecemos al doctor Nobles que nos reportara este beneficio adicional del estilo de vida *¡Sugar Busters!*.

Curiosamente, muchas mujeres que siguen el plan *¡Sugar Busters!* y que han estado tomando hormonas nos han comentado que a pesar de tener muy poco éxito en rebajar de peso, su talla de ropa se ha reducido significativamente, lo que demuestra que está ocurriendo una redistribución de su peso. Esto las ha hecho sentirse mejor y estar más satisfechas de su imagen. Estar delgada y en forma es una sensación fantástica. ¡No se prive de un placer que está en su mano!

17 El ejercicio

Hace poco más de cien años no había casi manera de evitar el ejercicio. No había ni automóviles, ni aviones, ni trenes subterráneos, ni enseres eléctricos, es decir todas las cosas que nos han quitado el "movimiento" a nuestra vida diaria. El mundo que vivimos hoy nos anima a ser vagos y a gastar pocas calorías. El ritmo cardiaco, el tono muscular y la sensibilidad a la insulina se han deteriorado, mientras que el almacenamiento de grasa y las enfermedades han aumentado.

Está probado que un estilo de vida sedentario no tiene ninguna influencia positiva en el sistema cardiovascular, ni tampoco nos ayuda a tener una salud óptima. Ser inactivo no es necesariamente dañino, pero hacer una cantidad prudente de ejercicio sí tiene sus beneficios. El ejercicio reduce la presión arterial, los sueros de lipoproteínas, (especialmente los componentes del colesterol malo) la obesidad, la resistencia a la insulina al aumentar la sensibilidad a la misma, baja también el nivel de insulina basal y la tendencia a que se formen coágulos y estimula la descomposición de los coágulos que ya se han producido. Sin embargo, el mayor problema de los programas de ejercicios es que las intenciones suelen exceder a las acciones. Al otro extremo, algunas personas gastan tanto tiempo y esfuerzo en ejercicios de alto impacto, como los maratones, que muchos acaban con problemas de la espina dorsal o en las articulaciones.

Se logra el máximo beneficio cardiovascular si se ejercita regularmente, cuatro veces a la semana, para que así se eleve el ritmo cardiaco en reposo hasta un nivel prescrito por un periodo de veinte minutos consecutivos. Para determinar cuál es su ritmo cardiaco ideal durante una sesión de ejercicio, debe substraer su edad de 220 y después multiplicar el resultado por 0,70 o 70 por ciento. Este es el ritmo cardiaco que se debe mantener cuatro veces a la semana por veinte minutos en un programa de ejercicios. Si usted decide ejercitarse más frecuentemente y/o por periodos más largos, esa es su prerrogativa, pero desde un punto de vista cardiovascular, hacer ejercicio para elevar el ritmo cardiaco cuatro veces por semana logra el beneficio máximo de ejercicio. Una advertencia: si usted tiene más de cincuenta años, si tiene factores de riesgo cardiacos o si no está acostumbrado a hacer ejercicio, consulte con su médico antes de comenzar cualquier programa de ejercicios.

El ejercicio es un compañero ideal para el estilo de vida *¡Sugar Busters!*, ya que ambos nos ayudan a disminuir los niveles medios de insulina, lo cual es la meta que estamos tratando de lograr para tener unas vidas más saludables y más largas. El ejercicio influye positivamente en muchos de los factores de riesgo que gobiernan nuestro estado físico en general, y también influye en las condiciones óptimas del sistema cardiovascular.

Aunque éste sea un capítulo muy corto, su propósito es darle una formula sencilla que le ayudará a obtener un beneficio significativo de cualquier forma de ejercicio que escoja. Debe de haber miles de máquinas con las cuales nos podemos ejercitar, mas millones de millas de senderos, carreteras y aceras en donde se puede practicar el jogging o caminar. Sólo aumente su ritmo cardiaco al nivel prescrito, haga que se quede ahí por veinte minutos y así habrá hecho lo debido para cosechar muchos de los beneficios de un programa de ejercicio.

El ejercicio por sí solo no causará siempre pérdida de peso ni la estabilización del mismo. Esto es cierto incluso para las personas que practican deporte muy intensamente. A menudo el programa de ejercicios tiene que ir acompañado de una dieta correcta. Considere la carta que recibimos de Anne Morley, de Houston, Texas:

"Yo quería hacerles saber el éxito tan maravilloso que he obtenido con el programa *¡Sugar Busters!* He sido profesora de clases de aeróbic por dieciocho años y el cuerpo se me ha acostumbrado a la sesión de ejercicios. Estoy a punto de cumplir cuarenta años, y el metabolismo, que antes me funcionaba con la eficiencia de un automóvil Porsche, ahora actúa como el de un Volkswagen. Su programa es lo único que me ha funcionado. He rebajado más de 20 libras, y me siento divinamente bien. Tengo un montón de energía. Ahora doy sesiones intensivas de bicicleta estática y clases de tae bo (una mezcla de tae kwon do y de boxeo) 15 horas a la semana.

"El otro efecto beneficioso del estilo de vida *¡Sugar Busters!* es que mis hijos están muchos más tranquilos por la noche. Veo una gran diferencia en mi hija preadolescente y también en algunas de sus amigas. Estamos tratando de no convertirnos en víctimas de la "obesidad tecnológica" (pasar demasiado tiempo enfrente del televisor y la computadora).

"Muchos de los estudiantes de mis clases de aeróbic han incorporado su programa en sus vidas y están disfrutándolo inmensamente. Creo firmemente en el plan *¡Sugar Busters!* y estoy tratando de decírselo a todo el mundo". Gracias, Anne, por darnos la prueba de que el ejercicio por sí solo no siempre logra la reducción o el control del peso.

El ejercicio practicado de manera habitual suele aumentar la densidad ósea. Si el médico le ha informado que usted presenta cualquiera de las señales de tener osteoporosis, o si usted pertenece a un grupo de alto riesgo, tal como las mujeres que han pasado la menopausia y que tienen huesos pequeños, haría bien en hacer ejercicio con pesas para mantener los huesos fuertes. Estos ejercicios que ofrecen cierto tipo de resistencia deben de hacerse por lo menos dos veces a la semana durante veinte o treinta minutos por sesión.

Ya que el ejercicio aumenta la sensibilidad a la insulina, es muy importante en el tratamiento de la diabetes, al igual que en su prevención.

Si las razones que presentamos anteriormente no son suficientes para hacerlo moverse varias veces a la semana, considere lo siguiente. Investigadores del Sistema de Salud de la Oficina de Veteranos y de la Universidad de Stanford estudiaron por trece años a más de 6,000 hombres de edad mediana y hallaron que los hombres que tenían la mayor capacidad para ejercitarse vivían más años que los que tenían una capacidad de ejercicio menor. Los que tenían una capacidad menor para hacer ejercicio tenían más de cuatro veces el riesgo de morir prematuramente que aquellos con una mayor capacidad. La capacidad de hacer ejercicio ha resultado ser un mejor indicador de la muerte que las enfermedades cardiacas, la diabetes, la presión alta o el fumar.[1]

¡A moverse!

18 | Los súper alimentos

Todos los alimentos descritos en esta sección están incluidos en la extensa lista de comidas que son aceptables para el estilo de vida *¡Sugar Busters!*. Sin embargo, nosotros creemos que los que encontrará en las próximas páginas tienen mérito especial para toda persona que se encuentre en cualquier tipo de dieta balanceada. Estos alimentos están llenos de vitaminas, minerales y, en la mayoría de los casos, fibra, así que tienen una propulsión nutritiva increíble; además, son una fuente de medicina preventiva.

Nuestros antepasados lejanos comían estos alimentos en sus formas crudas, con sólo la excepción de algunos de los frijoles, los cuales sí se cocinaban. Todavía comemos muchos de estos alimentos crudos, y hay personas saludables por todo el mundo que comen todo crudo menos los frijoles. Afortunadamente, con la preparación y la cocción adecuada, la mayoría de los alimentos pueden retener su fuerza nutritiva y ser deliciosos a la vez.

Para asistirle a consumir estos alimentos de la forma más agradable, hemos incluido algunas recetas muy básicas al final de este capítulo. Estas comidas no están en ningún tipo de lista ni en ningún orden en particular porque le instamos a que disfrute de todos estos alimentos que le pueden asegurar que usted recibe las vitaminas, los minerales y la fibra que necesita para disfrutar de una salud óptima. También tendrá la oportunidad de disfrutar de estos alimentos en vez de pasar el trabajo e incurrir en el gasto de tomar muchos de los suplementos que hoy en día se anuncian tan agresivamente. Las alegaciones que hacen muchos de los fabricantes de pastillas y pociones acerca de sus productos caen bajo unas regulaciones gubernamentales muy débiles. ¡Hasta se ha encontrado que algunos productos son tóxicos para las personas cuando se usan por tiempo prolongado!

Darle al cuerpo estos súper alimentos le presenta al sistema digestivo la oportunidad de darle al cuerpo todo lo que necesita de la manera exacta en que lo diseñó la madre Naturaleza. Como mencionamos en el capítulo 5, los investigadores continúan aislando nuevas sustancias importantes en los tres grupos de alimentos y muchas de éstas no se encuentran en ninguna de las pastillas ni las pociones disponibles hoy en día. Considere también que los diferentes nutrientes de los alimentos frescos y saludables puede que funcionen de maneras que nosotros aún ni comprendemos por completo y que es imposible duplicar en una pastilla.

Por favor, fíjese en otro aspecto de estos súper alimentos. Todos son carbohidratos, excepto los pescados y los mariscos, el aceite de oliva, las carnes magras y la leche. Estos se convierten en glucosa (azúcar) en el cuerpo para producir la energía que necesitamos. Todos estos alimentos son carbohidratos bajos en glicémicos, menos la batata, boniato o camote, que se encuentra en la gama de carbohidratos moderados. Bueno, ¿y quién dijo que *¡Sugar Busters!* es una dieta baja en carbohidratos? Siempre hemos mantenido que *¡Sugar Busters!* se trata simplemente de ingerir los carbohidratos indicados (bajos en glicémico, altos en fibra).

Algo positivo que se debe de hacer a diario es comer algo de color vivo. Las frutas y vegetales rojos, anaranjados, amarillos o verde oscuro, por lo general tienen más vitaminas, minerales y otros nutrientes que los alimentos de menos color.

Si a usted no le gusta el sabor de algunos de estos alimentos, encuentre una manera de disfrazarlos. Sus pobres antepasados, que probablemente comían todos los comestibles a su alcance, no tenían el arsenal de especies y condimentos que usted tiene a mano. No tenían azúcar refinado, ni ajo ni sal. Cuando usted se siente la próxima vez a cenar, piense en sus antepasados, salúdelos con el sombrero y disfrute de las delicias de la cocina moderna ¡excepto esos platos con carbohidratos altos en glicémicos!

Vegetales verdes: la col rizada, las berzas y las espinacas

El creador de Popeye debe haberle echado una ojeada a la tabla de nutrición cuando escogió la espinaca como el alimento que le daba tanta fuerza a Popeye. Todos deberíamos darle las gracias por recomendar un alimento tan nutritivo en una manera que estimulaba su consumo ya que, de otro modo, no hubiéramos comido espinaca. Popeye era muy afortunado porque Bluto (quien engordó comiendo hamburguesas en pan blanco) no comía ni col rizada ni berzas, ya que el valor nutritivo de éstas puede incluso exceder al de la espinaca en algunas categorías.

Entonces si usted escoge la espinaca de Popeye o las verduras como la col rizada o las berzas ha escogido un súper alimento. Estos vegetales, y otros en menor grado, contienen vitaminas A y C y carotenoides, todos los cuales son antioxidantes poderosos. También contienen mucho calcio y fibra. Todos son extremadamente bajos en glicémicos y se pueden comer en grandes cantidades.

Investigaciones nutritivas sobre la degeneración macular han encontrado que consumir luteína y zeaxantina—pero no el betacaroteno—está asociado con una disminución en el riesgo de degeneración macular. Los estudios demostraron que las personas que ingirieron más luteína y zeaxantina tuvieron un 57 por ciento menos riesgo de degeneración macular que las personas que ingirieron menos. Las tres fuentes de la luteína son la col rizada, las berzas, y la espinaca.[1] Cualquiera de estas verduras verdes se consigue fresca, enlatada o en la sección de productos congelados del supermercado.

La batata, boniato o camote

Este es un buen sustituto de la papa blanca, que es alta en glicémico y contiene mucho menos valor nutritivo y menos fibra. La batata, boniato o camote contiene muchos carotenoides, y también mucha vitamina C y E, potasio y fibra. Para muchas personas la batata, boniato o camote también satisface el deseo de comer algo dulce. Algunas tribus (por ejemplo en Irian Jaya, Indonesia) comen casi exclusivamente un tipo de batata y gozan de buena salud.

Frutas: el melón de cantalupo, los arándanos, las naranjas y los tomates

El melón de cantalupo tiene un contenido alto de carotenoides; sólo una taza de esta fruta provee toda la cantidad total que se recomienda que se ingiera a diario de las vitaminas A y C. En estudios recientes, los arándanos han demostrado ser altos en bioflavonoides y por lo tanto son un buen antioxidante y disolvente sanguíneo, lo cual ayuda contra las enfermedades cardiovasculares. Las naranjas tienen un contenido alto de vitamina C, de ácido fólico y de fibra, y además son una merienda o tentempié muy fácil de tener a mano. Los tomates tienen un contenido alto de vitamina A, y estudios recientes indican que reducen el riesgo de cáncer en la próstata. Asimismo según el Estudio de Seguimiento Epidemiológico del Sondeo de Análisis de la Salud y Nutrición Nacional, realizado con casi 10,000 personas, aquellos que consumen tres o más frutas y vegetales al día, tenían un 27 por ciento menos derrames cerebrales, un 42 por ciento menos posibilidades de morir de un derrame, y un 25 por ciento menos probabilidades de morir de enfermedades cardiacas.[2]

Otros vegetales verdes: el brócoli

El brócoli se encuentra fácilmente, y además es barato. Tiene un contenido alto de las vitaminas A y C, calcio, potasio y ácido fólico. El brócoli también puede comerse crudo, al vapor, cocinado con otros vegetales o con queso.

Los frijoles y las lentejas

Los frijoles y las lentejas no sólo son saludables, sino que también son el sustituto más barato de las papas blancas, el arroz blanco y el maíz. Tienen un alto contenido de fibra soluble, hierro, potasio, calcio, magnesio y ácido fólico. Durante diecinueve años, investigadores de la Universidad de Tulane y del Instituto Nacional del Corazón, los Pulmones y la Sangre siguieron los patrones alimenticios de 9,600 personas y hallaron que los que comían legumbres (frijoles, guisantes, chícharos, arvejas y maní o cacahuetes) sólo una vez por semana tenían un 22 por ciento más de probabilidades de desarrollar enfermedades cardiacas que los que comían legumbres por lo menos cuatro veces por semana.[3]

Nueces: las almendras y la nuez del nogal

Las almendras y la nuez del nogal (*walnut* en inglés) tienen un alto contenido fibroso, de proteína vegetal, de la vitamina E y de los tipos buenos de grasa. Las almendras son ricas en calcio y la nuez del nogal es rica en vitamina B_6 y en ácido alfalinoléico, un ácido graso omega-3. La nuez también tiene un contenido alto en ácidos grasos omega-3, que son muy favorables para la salud del corazón. Son muy buenos para tentempiés o meriendas y están entre los alimentos más fáciles de transportar.

Granos integrales: el trigo, la avena y la cebada

Los productos de trigo integral son altos en fibra y en vitaminas B y E. Los granos integrales contienen muchas más vitaminas naturales y nutrientes que los panes enriquecidos y las harinas blancas, a los que les añaden después algunas pocas vitaminas. La avena completa, la cebada y el centeno también son alimentos saludables; la avena contiene una cantidad impresionante de fibra soluble que, según está demostrado, ayuda a disminuir el LDL (colesterol "malo").

Pescado: el salmón, el atún, la caballa y las sardinas

Estos pescados de aguas frías tienen un contenido muy alto de los favorables ácidos grasos omega-3, que han demostrado ser beneficiosos en reducir las enfermedades cardiovasculares. En el llamado Estudio de Salud de los Médicos, en el cual se hizo seguimiento a 22,000 hombres previamente sanos por un periodo de 17 años, los hombres cuyos niveles sanguíneos de ácidos grasos omega-3 eran más elevados tenían un 80 por ciento menos de probabilidades de morir súbitamente que los hombres que tenia los niveles más bajos.[4] El salmón, que se pesca más fácilmente que los demás, debe haber sido un alimento básico de nuestros antepasados, quienes, en el último millón de años, se encontraron con periodos glaciales el 90 por ciento del tiempo.

Aceites: el aceite de oliva

El aceite de oliva es primordialmente una grasa monoinsaturada (la grasa buena), y ha sido un alimento básico en los países que tienen un índice más bajo de enfermedades cardiovasculares que los que siguen una dieta moderna occidental. El aceite de oliva es una buena fuente de vitamina E, la cual no se encuentra tan fácilmente en otros alimentos.

Proteínas: el hígado y las carnes magras

Mientras que muchas carnes magras le proporcionan al cuerpo abundantes proteínas necesarias para el desarrollo de las células y la asimilación de muchas vitaminas y minerales, el hígado sobresale por su abundancia de las vitaminas A, C, B_2, B_{12} y hierro. El hígado es sorprendentemente bajo en grasas saturadas comparado a otras carnes. Por supuesto, que la mayoría de las carnes y el pescado son bajos en grasas saturadas, y también son una excelente fuente de proteína.

La leche

La leche no era un alimento básico para nuestros antepasados. Sin embargo, los alimentos que enumeramos anteriormente, al igual que otras comidas aceptables que no hemos discutido aquí, no suelen proveer la totalidad de calcio que necesita nuestro cuerpo en una época cuando la tercera parte de los estadounidenses no se ejercitan (el ejercicio aumenta la densidad y la fuerza de nuestros huesos). Muchas otras personas, sobre todo las que viven en latitudes más elevadas, no reciben la suficiente cantidad de sol para ayudar al cuerpo a producir la vitamina D (la cual es necesaria para la absorción del calcio). Para recibir suficiente calcio, recomendamos en la dieta *¡Sugar Busters!* que se consuma leche (la descremada es aceptable) o queso. Si usted tiene intolerancia a la lactosa (si no puede digerir la lactosa, el azúcar que se encuentra en la leche), debe obtener el calcio de otra manera.

Menciones honoríficas

La linaza

Estas pequeñas semillas (del lino) están llenas de ácidos grasos omega-3, fibra, proteína y fitoestrógenos. Está comprobado que el ácido graso alfalinoléico omega-3 disminuye los coágulos sanguíneos, y se piensa que el fitoestrógeno lignan ayuda a prevenir cánceres relacionados con las hormonas, como el cáncer del seno y el de la próstata, elevando además el colesterol "bueno" o HDL. La manera más efectiva de consumir la linaza es comerla recién molidas; si no, se deben de mascar muy bien, ya que si se quedan enteras, pueden pasar por su intestino sin digerirse. La linaza puede ser fácilmente añadida a los cereales.

El chocolate

Busque un chocolate bajo en azúcar, que tenga una alta concentración de cacao—más del 60 por ciento—y usted consumirá una gran cantidad de polifenoles y otros flavonoides que son antioxidantes fuertes. Según un estudio reportado en el *American Journal of Clinical Nutrition* en el mes de noviembre de 2001, una dieta que era suplementada con polvo de cacao y chocolate oscuro, atrasaba la oxidación del colesterol "malo" el LDL, y aumentaba el nivel del colesterol "bueno", el

HDL.[5] Mientras que usted puede obtener todos los beneficios para la salud y la nutrición siguiendo las recetas que incluimos en las siguientes páginas, también tiene la libertad de añadirles sus especias, hierbas, o condimentos favoritos para realzar el sabor.

Lentejas

1 libra de lentejas secas
6–8 tazas *(cups)* de agua
1 pedazo de pata de cerdo ahumado, 4 lonchas dc tocineta o 1/2 libra de salchicha o embutido
Sal al gusto

Limpie y lave las lentejas. Eche el agua a una cazuela y añada la carne y las lentejas. Déjelas hervir, tápelas, reduzca la temperatura y cocine a fuego muy lento por 45 minutos o hasta que las lentejas estén tiernas.

Elimine la carne si prefiere sólo las lentejas. Se puede añadir sal de ajo si lo desea.

Da seis porciones

Brócoli al vapor

2 tallos grandes de brócoli lavados y separados en grumos o cabezuelas
1 taza de agua
Sal al gusto

En una cazuela mediana eche el agua y la sal y caliente a fuego lento. Añada el brócoli y cocine varios minutos, hasta que esté tierno.

Da cuatro porciones

Brócoli a lo balsámico

1/2 taza de agua
1 cucharadita de sal
3 tallos grandes de brócoli cortados en cabezuelas de una pulgada
1 cucharada de aceite de oliva
4 dientes de ajo pelados y aplastados
1 pimiento jalapeño pequeño sin semillas ni centro y cortadito en pedazos
1/4 de taza de vinagre balsámico

En una cazuela mediana *(3-quart)*, hierva el agua. Añada la sal y el brócoli. Vuelva a hervir el agua y hierva el brócoli hasta que esté tierno, pero no demasiado blando, como 3 minutos. Escurra y póngalo al lado. Mientras tanto, en una sartén mediana, combine a fuego mediano el aceite, el ajo, y el pimiento jalapeño. Sofría hasta que el ajo empiece a dorarse, como 1 o 2 minutos. Añada el brócoli y el vinagre, reduzca el fuego a mediano-bajo y cocine por 2 minutos.

Da cuatro porciones

Brócoli gratinado (au gratin)

2 tallos grandes de brócoli lavados y separados en grumos o cabezuelas
1 taza de agua
1 taza de queso *cheddar* cortado en tiras
1 cebolla mediana troceada
Sal y pimienta al gusto

Caliente el horno a 325°F. Hierva el brócoli como en la receta anterior, pero sólo hasta que esté un poco blando. Escurra y póngalo en un recipiente a prueba de horno con las cebollas. Échele por arriba el queso, la sal y la pimienta. Hornee por 20 minutos o hasta que las cebollas estén suaves y transparentes y el queso esté bien derretido.

Da entre cuatro y seis porciones

Coles rizadas y/o berzas hervidas

2 cuartos de galón de agua
2 ramos de col rizada y/o berzas sin tallos y lavados
1 pata de puerco ahumada pequeña (opcional)
Sal y pimienta al gusto

Hierva el agua y añada la col rizada y/o las berzas y la pata de puerco, la sal y la pimienta. Cocine hasta que estén tiernos. Escurra y sírvalo así, o rocíe con vinagre (de una botella donde tenga pimientos y vinagre).

Da cuatro porciones

Salmón a la parrilla hecho en sartén

4 filetes de salmón frescos de 6 onzas cada uno
1/2 cucharadita de sal de ajo
1 limón grande picado a la mitad
2 cucharadas de aceite de oliva
2 cucharadas de perejil (de hoja aplastada, conocido también como perejil italiano) picado

Sazone los filetes con sal de ajo. Rocíe bastante jugo de limón sobre el pescado. Eche el aceite en una sartén grande y caliente sobre fuego alto. Añada los filetes y écheles la mitad del perejil. Cocine hasta que el pescado esté dorado por debajo, como 2 minutos. Voltéelo, añada el resto del perejil y cocine por 2 minutos más hasta que esté dorado por ambos lados.

Sírvalo inmediatamente.

Da cuatro porciones

Espinacas criollas

2 paquetes de espinaca congelada (de 10 onzas)
3/4 de una barra de mantequilla
1 cebolla mediana picadita
2 dientes de ajo picados
Sal y pimienta al gusto
3 cucharadas de harina de trigo integral molida a la piedra 1 1/3 tazas de leche descremada *(low fat)*
2 tazas de queso rallado (no finito, sino grueso) *Velveeta*

Caliente el horno a 325°F. Cocine la espinaca según las instrucciones del paquete, escúrralas y sáqueles bien el exceso de agua. Derrita la mantequilla en una sartén mediana a fuego también mediano. Añada la cebolla, el ajo, la sal y la pimienta. Revolviendo constantemente, cocine hasta que la cebolla se ablande un poco (como 3 minutos) y añada la espinaca. En un tazón disuelva la harina en la leche. Añada a la sartén. Añada y rcvuelva el queso. Viértalo todo en una cazuela (de 1 cuarto, *quart*) a prueba de horno y déjela cocinar como 25 minutos, hasta que esté doradita por arriba.

Da entre seis y ocho porciones

Espinacas salteadas

2 tiras de tocineta
2 cucharadas de aceite de oliva
1 libra de setas blancas en rebanadas o una lata de 4 onzas de setas en rebanadas, enjuagadas y escurridas
1 paquete (de 10 onzas) de ensalada de espinaca fresca, enjuagada y troceada
2 cebolletas o cebollinos picaditos, incluyendo algo de la parte verde
Sal y pimienta al gusto

Cocine la tocineta en una sartén grande hasta que esté doradita, de 6 a 8 minutos. Sáquela del fuego y póngala en papel toalla para que suelte la grasa, pero deje la grasita de la tocineta en el sartén. Añada el aceite a esta grasa y ahí cocine las setas a fuego medio-alto hasta que estén suaves, como 3 minutos. Añada la espinaca y las cebolletas o cebollinos, reduzca el fuego a mediano-bajo y cocine revolviendo constantemente, hasta que la espinaca esté cocinada (como 3 o 4 minutos). Condimente con la sal y pimienta. Desmenuce la tocineta en la espinaca y sírvala mientras está caliente.

Da tres a cuatro porciones

Batata, boniato o camote asado

1 batata, boniato o camote de aproximadamente 6 onzas
2 pedazos de mantequilla
Sal y pimienta al gusto

Envuelva la batata, boniato o camote en una toallita de papel y cocínela en el horno microondas entre 3 y 5 minutos, hasta que esté un poco suave al apretar. Corte por la mitad y sirva con mantequilla, sal y pimienta.

Da una porción

Batata, boniato o camote majado (puré)

3 batatas, boniatos o camotes de 6 a 8 onzas cada uno
1 cucharada de canela
1/2 cucharadita de pimienta
Sal al gusto

Envuelva las batatas, boniatos o camotes en papel toalla y cocínelos en el horno microondas por 10 a 15 minutos hasta que estén suaves al apretar. Quíteles las cáscaras y májelas. Añada la canela, la pimienta y la sal, y mézclelo todo bien.

Da entre cuatro y seis porciones

Batatas, boniatos o camotes salteados

2 batatas, boniatos o camotes de 6 onzas cada una cortadas en rodajas de 1/4 de pulgada
2 cucharadas de aceite dc oliva
Sal/otras especias al gusto

Caliente el aceite en una sartén grande a fuego mediano. Añada las batatas, boniatos o camotes y cocínelos, volteándolos una vez, hasta que estén suaves al pincharlos con un tenedor. Rocíe con sal o las especias que desee y sirva.

Da entre cuatro y seis porciones

Tomates rellenos con espinaca

4 paquetes de espinaca congelada de hoja completa (de 10 onzas)
8 tomates medianos
1 jarra de 8 onzas de queso marca *Cheez Whiz* con sabor a jalapeño
1 cucharadita de polvo de cebolla
3/4 de cucharadita de polvo de ajo
1/8 de cucharadita de sal
1 cucharadita de pimienta negra
8 porciones de mantequilla

Caliente el horno a 350°F. Cocine la espinaca según las instrucciones del paquete. Mientras tanto, quítele una rebanada de una pulgada de diámetro de la parte de arriba a cada tomate. Con una cuchara sáquele el interior de la pulpa del tomate, quitando las semillas pero dejando la pulpa que está pegada a la cáscara de afuera. Quítele el exceso de agua a la espina y póngala en un tazón. Mezcle el queso *Cheez Whiz*. Añada el polvo de cebolla, el polvo de ajo, la sal y la pimienta. Revuelva bien. Divida la mezcla entre los 8 tomates. Póngale una porción de mantequilla a cada uno. Ponga los tomates en una bandeja de hornear y échele suficiente agua para cubrir el fondo de la misma. Hornee por 10 minutos.

Da ocho porciones

Ensalada de espinaca fresca con tocineta

1 paquete de 10 onzas de espinaca fresca, lavada bien y escurrida
3 lonchas de tocineta cocinada troceadas
1 lata de 4 onzas de palmitos escurridos y rebanados
1 cucharadita de sal de ajo
1/2 taza (casi) de vinagreta de sidra (véase la receta a continuación)
2 huevos duros en rebanadas

En una fuente grande mezcle la espinaca, la tocineta los palmitos y la sal de ajo. Añada el aderezo de vinagre de sidra y adorne con las rebanadas de huevo.

Da cuatro porciones

Vinagreta de sidra

1/4 de taza de aceite de oliva
1/2 limón exprimido
1 cucharada de vinagres de sidra de manzana
1 diente de ajo, aplastado
1/4 de cucharadita de sal sazonada *Lawry's*
1/8 de cucharadita de pimienta negra molida

Bata el jugo del limón, el vinagre, el ajo, la sal sazonada y la pimienta en un tazón pequeño.

Da aproximadamente una taza (cup)

Nota: Este aderezo va bien con casi cualquier tipo de ensalada verde.

Tomates pequeños tipo cherry asados

1 paquete de tomates pequeños tipo *cherry*, cortados por la mitad
2 cucharadas de ajo picado
2 cucharadas de aceite de oliva
1 cucharada de tomillo
2 cucharadas de queso parmesano

Caliente el horno a 325°F. Ponga los tomates en una cazuela de hornear. Rocíelos con ajo, tomillo, aceite de oliva y queso parmesano y déjelos en el horno por 5 minutos o hasta que estén dorados.

Da ocho porciones

Frijoles negros, rojos, judías o alubias

1 libra de frijoles negros, rojos, judías o alubias
1 pata de cerdo ahumada, 4 tiras de tocineta o 1/2 salchicha *kielbasa* (opcional)
1 cebolla amarilla picada
1 cucharadita de sal
1 cucharada de polvo de chile (opcional)
Sal al gusto

Separe y lave los frijoles. Échelos en una cazuela con 8 tazas de agua y hiérvalos por 10 minutos.

Quítelos del fogón, tápelos y déjelos en remojo por una hora. Escurra y póngalos en una cazuela con 6 tazas de agua (8 tazas si desea que los frijoles queden como una sopa). Añada la pata de cerdo, o la tocineta o la salchicha, si prefiere, así como la cebolla, la sal de ajo (y el polvo de chile si lo desea). Cocínelos a fuego lento, parcialmente tapados, entre 1 y media y 2 horas. Pruébelos después de una hora y añádales más sal si es necesario. Sirva en una fuente o en platos individuales.

Da entre seis y ocho porciones

Nota: Para las judías o alubias blancas use la misma receta, aunque no recomendamos el polvo de chile.

19 | La verdad sobre los refrescos

La fuente principal de azúcar adicional en la dieta del estadounidense medio proviene del consumo de refrescos. Cada persona bebe como promedio más de 55 galones de refrescos al año.[1] Según el Departamento de Agricultura de los Estados Unidos la mitad de los estadounidenses bebe refrescos diariamente, y la mayoría no son de dieta. Cada lata de 12 onzas contiene diez cucharaditas de azúcar (redondeado estos números para abajo por el consumo de refrescos de dieta). Esto hace 40 libras de azúcar por persona por año, o más o menos un 30 por ciento del total de azúcar consumido por persona anualmente. Muchos jóvenes consumen aún más.

Recientemente, la revista médica británica *The Lancet* publicó un estudio basado en 548 niños de diversas etnias, de entre siete y once años de edad, que concluía que el consumo de refrescos endulzados con azúcar y la obesidad infantil están claramente relacionados.[2] ¡Por cada refresco adicional que los niños bebían tenían un 60 por ciento más de probabilidades de volverse obesos! Lamentablemente, nuestros niños consumen refrescos, y sus calorías sin valor nutritivo, en grandes cantidades. El USDA dice que dos tercios de las niñas y tres cuartos de los niños beben refrescos a diario.

Además, los refrescos están reemplazando a las bebidas con contenido nutritivo o neutral, tales como el agua, los jugos de frutas y la leche. Según el Sondeo Nacional de Consumo de Alimentos del USDA, llevado a cabo entre 1977-78 y 1994-95, ¡el consumo de leche bajó un 17 por ciento en ese periodo pero el de refrescos aumentó un 162 por ciento!

Y es más, el ácido fosfórico que se encuentra en la mayoría de los refrescos puede interferir en la absorción eficiente del calcio.[3] Es fácil ver por qué los niños no están desarrollando la densidad ósea indicada a una temprana edad. Esto hace que sea más posible que tengan problemas osteoporóticos, incluyendo fracturas, más adelante en la vida.[4] El que los refrescos estén reemplazando el consumo de la leche, que es rica en calcio, o los jugos de frutas, amplifica el problema. Un alto consumo de ácido fosfórico, combinado con un bajo consumo de calcio, puede alterar la proporción entre estos dos elementos y así disminuir la absorción del calcio por el cuerpo. Además, el calcio no se puede absorber cuando existe una deficiencia de vitamina D. Como nuestros niños están pasando menos tiempo al aire libre, donde el sol promueve la producción de vitamina D en sus cuerpos, el reemplazar los refrescos por leche se convierte en un problema aún mayor para ellos.

El consumo de refrescos se ha triplicado paralelamente al aumento meteórico de la obesidad entre los niños y adultos en los últimos 35 años. Los capítulos 5, 6, y 8 explican otros trastornos que acarrean la obesidad y la diabetes. Muchos padres y sus hijos adolescentes comienzan el día con un refresco lleno de azúcar y rico en cafeína, pero sin ningún valor nutritivo. No sólo se están perdiendo las vitaminas y los minerales que recibirían de un desayuno con productos integrales y frutas o huevos, sino que también, como antes mencionamos, hasta están arrebatándole el calcio al cuerpo.

Las meriendas o tentempiés de las maquinas automáticas, muchas de las cuales contienen azúcar de alto contenido glicémico y harina refinada, frecuentemente se consumen acompañadas de un refresco. Aun cuando el tentempiés esté en la parte relativamente baja de la escala glicémica—por ejemplo, las nueces—el refresco aumenta la respuesta de la insulina; por lo tanto, las células del cuerpo reciben la señal de guardar la grasa que esté circulando por el cuerpo, sin importar de dónde venga.

Para poner en perspectiva lo que significan diez cucharaditas de azúcar, ¿cuántos de ustedes le pondrían diez cucharaditas de azúcar a un vaso de té y entonces se lo beberían? Nadie lo haría, pero los refrescos están diseñados de un modo que ni el azúcar, ni el sodio, ni ningún otro ingrediente domine el paladar.

¿Son adictivos los refrescos que contienen cafeína?

El hospital de la Universidad Johns Hopkins y muchos otros expertos dicen que la cafeína sí es adictiva. Cada refresco contiene 45 miligramos de cafeína, lo que es el equivalente a media taza de café instantáneo, y un poco más de la que hay en un vaso de ocho onzas de, digamos, té helado. Si estos refrescos se consumen rutinariamente—especialmente junto con dulces de chocolate, que también contienen cafeína—es fácil ver porqué los niños están nerviosos. La cafeína puede causar ansiedad e insomnio. La cafeína es como muchos otros compuestos: el cuerpo puede tolerar cantidades pequeñas o moderadas sin efectos nocivos, pero en demasía causa problemas.

¿Qué puede hacer usted como padre o madre de familia frente a la epidemia de exceso de tolerancia hacia estos refrescos que son tan nocivos para la salud y la cintura? En primer lugar, sáquelos de la alacena. Si no están ahí, ni usted ni los miembros de su familia pueden beberlos. Reemplácelos con cafés o infusiones descafeinadas (el té verde sabe bien, está lleno de antioxidantes y no le quita el apetito para que así pueda comer otros alimentos nutritivos). La mayoría de las frutas contienen gran cantidad de agua y, por lo tanto, son un mejor tentempié que cualquier refresco. La limonada sin azúcar es también muy sana. Son mucho mejores algunos de los refrescos hechos sin azúcar, como los refrescos para los deportistas, tales como *Refresher*, que está lleno de electrolitos, los cuales son necesarios después de hacer ejercicio.

Segundo, hagamos lo que otros ya han empezado a hacer: tome una acción positiva para eliminar los refrescos de la escuela, donde se encuentran disponibles para los niños el día entero. El Gobierno de California ha prohibido los refrescos en las escuelas primarias y secundarias durante ciertas horas. Algunos distritos en el estado de Texas han hecho lo mismo.

El antiguo presidente de la asociación dental del estado de Wyoming, el doctor Jim Landers, junto con otro médico y un nutricionista distinguido, están realizando una campaña para prohibir las maquinas de refrescos por completo desde *kindergarten* hasta el duodécimo grado.[5] Se han enfrentado a la oposición de la industria de los refrescos y también de algunas de las escuelas, ya que ganan mucho dinero con las ventas de estas bebidas. Esto ha demorado el progreso de la campaña. El grupo aún tiene esperanzas de que los votantes vean que la salud presente y futura de los niños es más importante que el dinero que pueda ganar el sistema escolar.

El grupo de Wyoming señala que el consumo de refrescos está causando un aumento en las caries dentales, debilitación de los huesos y diabetes, y que el 80 por ciento de los niños gordos se convertirán en adultos gordos. Mirando esto en perspectiva, los ahorros que resultarán gracias a la prevención de los problemas de salud de nuestra sociedad, compensarán de sobra la pérdida de ingresos de nuestras escuelas.

Hay grupos en otros estados, tales como Minnesota, Ohio y Carolina del Norte que también están tratando de restringir el flujo desenfrenado de refrescos a los niños. Creemos que las personas que están tratando de eliminar los productos dañinos con calorías sin valor nutritivo de las escuelas están justificadas en sus acciones, ya que es ahí donde los niños están formando sus hábitos alimenticios.

20 | Cómo leer las etiquetas

Los mayores obstáculos que se encuentran al tratar de leer una etiqueta alimenticia son los siguientes: primero tratar de descifrar el contenido total de azúcar que se le ha añadido a un producto cuando éste ya contiene azúcar de forma natural, y, después, tratar de entender si un producto es realmente de "harina de trigo integral", de "grano integral" o "molido a la piedra", o si contiene sólo un chorrito de los mismos.

Los productos integrales son fantásticos. Los de trigo integral contienen mucha fibra, vitaminas E, B6, magnesio, cinc, potasio, cobre y centenas de fitoquímicos que le pueden proteger de deficiencias nutritivas y enfermedades. Pero cuando el nombre del producto o la etiqueta dice "trigo integral", quizás sólo se refiera a un pequeño porcentaje del producto y el resto sea altamente refinado, sin fibra y con una harina casi sin propiedades nutritivas. Como si esto no fuera poco, un fabricante puede moler un grano a la piedra y después por un molino de rodillo de acero ¡y llamarlo molido a la piedra!

Le aconsejamos que ante este mercado tan engañoso de las etiquetas nutritivas mire, toque e incluso pruebe el pan o la harina para comprobar su aspereza y la presencia de una buena cantidad de granos enteros. También, si en una tabla de ingredientes la palabra "trigo integral" o "harina integral" es la primera en la lista, usted sabrá que está recibiendo en esa harina o ese pan los beneficios de todos los elementos nutritivos del grano original, incluyendo la fibra. Pero incluso así, si los granos han sido pulverizados hasta convertirlos en un producto fino, liviano y esponjoso, el índice glicémico puede ser tan alto como el de algunos de los productos que no son integrales (véase la Figura 2, página 23).

En un esfuerzo para que usted comprenda el resto de las etiquetas y para que sea un mejor consumidor según las recomendaciones de *¡Sugar Busters!* le hemos incluido más información sobre cómo leerlas (véanse dos ejemplos en la Figura 13).

Los datos nutritivos están basados solamente en una porción recomendada (el tamaño de la porción está en la etiqueta). La información provista usualmente tiene que ver con las calorías, el total de grasa, las grasas saturadas, el colesterol, el sodio, el total de carbohidratos, la fibra, el azúcar, las vitaminas, los minerales, y "otros ingredientes". Hablaremos de cada uno de estos elementos por separado para que comprenda su significado.

Las calorías: Son una característica básica de cada fuente de alimentos. Hay aproximadamente nueve

Figura 13.

Lo que es aceptable según el plan *¡Sugar Busters!*

Nutrition Facts

Serving Size 1/3 cup (199g)
Servings Per Container 2½

Amount Per Serving	
Calories 20	Calories from Fat 0
	% Daily Value*
Total Fat 0g	**0%**
Saturated Fat 0g	**0%**
Cholesterol 0mg	**0%**
Sodium 420mg	**17%**
Total Carbohydrate 3g	**1%**
Dietary Fiber 1g	**5%**
Sugars less than 1g	
Protein 2g	
Vitamin A 6% •	Vitamin C 15%
Calcium 0% •	Iron 2%

*Percent Daily Values are based on 2,000 calorie diet

INGREDIENTS: CUT GREEN ASPARAGUS, WATER, SALT

Lo que no es aceptable según el plan *¡Sugar Busters!*

Nutrition Facts

Serving Size 2 cookies (33g)
Servings Per Container about 10

Amount Per Serving	
Calories 150	Calories from Fat 60
	% Daily Value*
Total Fat 6g	**9%**
Saturated Fat 3.5g	**10%**
Cholesterol 35mg	**11%**
Sodium 110mg	**8%**
Total Carbohydrate 22g	**7%**
Dietary Fiber less than 1g	**4%**
Sugars 9g	
Protein 2g	
Vitamin A 4% •	Vitamin C 0%
Calcium 2% •	Iron 5%

*Percent Daily Values are based on a 2,000 calorie diet. Your daily values may be higher or lower depending on your calorie needs.

	Calories	2000	2,500
Total Fat	Less than	65g	80g
Sat. Fat	Less than	20g	25g
Cholesterol	Less than	300mg	300mg
Sodium	Less than	2,400mg	2,400mg
Total Carbohydrate		300g	375g
Dietary Fiber		25g	30g

Calories per gram:
Fat 9 • Carbohydrate 4 • Protein 4

INGREDIENTS: BUTTER, BLEACHED ENRICHED WHEAT FLOUR [CONTAINS BLEACHED WHEAT FLOUR, WHEAT FLOUR, NIACIN, REDUCED IRON, THIAMINE (VITAMIN B_1), MONONITRATES, RIBOFLAVIN (VITAMIN B_2), FOLIC ACID]; ROLLED OATS, SUGAR, FANCY MOLASSES, BROWN SUGAR, MILK, LEAVENING (BAKING POWDER, BAKING SODA); SALT, NATURAL FLAVOR calorías por cada gramo de grasa, siete calorías por cada gramo de alcohol, cuatro calorías por cada gramo de carbohidratos y cuatro por cada gramo de proteína. Obviamente, los alimentos que contienen más grasa por porción tendrán más calorías que un alimento que contenga iguales cantidades de carbohidratos o de proteínas. Recuerde que las calorías están calculadas a partir de los componentes básicos del alimento y que por si mismas no indican la importante información nutritiva que explicamos a continuación.

Las grasas totales: Son un componente importante de muchos de los productos alimenticios. Los gramos de grasas deben de ser bajos, con la excepción de las carnes, la leche y los aceites—aproximadamente de uno a tres gramos por porción. La carne magra y limpia no debe de tener más de cinco gramos de grasa por porción. Los quesos bajos en grasa no deben de tener más de uno o dos gramos de grasa por porción. La leche que contiene 2 por ciento de grasa debe de tener menos de cinco gramos en un vaso de ocho onzas. Los productos que normalmente tienen un contenido alto en grasa, como los aceites de freír, pueden tener de siete a nueve gramos de grasa, pero el porcentaje mayor de estas grasas deben ser las poli o monoinsaturadas. Estas son las llamadas grasas "buenas".

Muchos productos contienen grasas trans, que son aceites vegetales a los cuales les han añadido iones de hidrógeno durante la preparación. Las grasas trans afectan el cuerpo como las grasas saturadas animales, y por lo tanto deben de evitarse cuando sea posible. Esperamos que algún día se ponga en efecto una nueva normativa acerca de la información nutritiva y se exija que las grasas trans se listen en la etiqueta. Algunos de los alimentos populares que a menudo contienen grasas trans son la margarina, las galletas, los donuts, las pizzas y las comidas fritas.

Recomendamos en *¡Sugar Busters!* que se trate de reducir el consumo de grasas innecesarias, especialmente las grasas saturadas. Pero, sin embargo, se necesita un poco de grasa para el funcionamiento adecuado del cuerpo. No es nada saludable eliminar toda la grasa de la dieta. Cuando se trata de grasa, la clave es la moderación. Tan dañinos son los alimentos con mucha grasa como los que se anuncian sin grasas o con poca grasa, lo que casi siempre quiere decir que contienen mucho azúcar. Cantidades excesivas de azúcar refinado añadido a los alimentos, al igual que cantidades excesivas de carbohidratos altos en glicémicos, tales como la harina blanca, pueden, en última instancia, ser convertidos a grasa y almacenados en nuestro cuerpo como tal.

El colesterol: Es un componente de la mayoría de las carnes y los productos lácteos. Se debe evitar ingerir colesterol innecesario, pero para la mayoría de las personas las dietas que contengan algunos cientos de miligramos de colesterol al día no son nocivas. Sólo el 40 por ciento del colesterol ingerido es absorbido por nuestro sistema. Ahora bien, cuando se pueda escoger entre varios alimentos de una misma categoría, se debe escoger el que tiene el nivel más bajo de colesterol.

El sodio: Es la sal, y se añade para realzar el sabor o cortar el sabor dulce de las comidas que contienen demasiado azúcar. Aunque un poco de sodio en nuestra dieta diaria es recomendable, demasiado es dañino. La asignación diaria recomendada (RDA, según sus siglas en inglés) de sodio es de 2,400 miligramos. ¡Este es el equivalente de media cucharadita! Si usted hace ejercicio diariamente, pregúntele a su médico si necesita más sal que la RDA.

Los carbohidratos: Básicamentc se refieren a todo el azúcar que ocurre naturalmente en un alimento en particular o que es añadido al mismo. Las frutas tienen un alto contenido de azúcar (fructosa) y los productos lácteos tienen un alto contenido del azúcar de la leche, (galactosa). Pero la mayoría de los carbohidratos vienen en los granos y en los almidones y, como tales, tienen muy pocos azúcares simples, es decir, los "azúcares" que tienen que estar claramente identificados en los datos nutritivos de las etiquetas. Exceptuando las frutas y los productos lácteos, los carbohidratos, incluyendo los granos y los cereales, deben de contener la menor cantidad posible de azúcares refinados y nunca más de cinco gramos de "azúcares" por porción. Un contenido alto de azúcar, con la excepción en las frutas y la leche, es un aviso importante de que el producto no es aceptable en el plan *¡Sugar Busters!* y que probablemente contenga demasiado azúcar refinado.

Entonces, ¿por qué separamos el azúcar de la "leche" y el de las "frutas"? Si consideramos que la glucosa tiene el IG máximo del 100 por ciento, la sucrosa tiene un IG de 65 en esa escala, el azúcar de la leche o galactosa 43, y la fructosa (el azúcar de fruta) tiene sólo un IG de 22.

Asi que tres gramos de sucrosa, azúcar de mesa, le daía una reacción glicemica tres veces la de tres gramos de fructosa, y la fructosa tiene un 1G 50 por ciento más bajo que tres gramos de la galactosa.

Como se puede ver, cuando se trata de controlar los niveles de insulina, azúcar en la sangre y peso, es preferible ingerir los azúcares naturales que se encuentran en las frutas, los productos lácteos y los vegetales bajos en glicémicos que ingerir sucrosa. Además, el azúcar de mesa no proporciona ni vitaminas, ni minerales ni otros elementos importantes.

La fibra: Es un componente extremadamente importante de muchos carbohidratos. Cuanto más alto es el nivel de fibra en un alimento, más saludable es éste. Por lo general, las frutas y vegetales altos en fibras son bajos en glicémicos, y también contienen más antioxidantes. Las personas que comen una dieta rica en fibra reducen las incidencias de cáncer del colon y también otros problemas médicos. Se deben ingerir de 25 a 30 gramos de fibra al día. Los vegetales de hojas verdes y los productos hechos de granos integrales son excelentes fuentes de fibra.

Las proteínas: Pueden derivarse de fuentes animales o vegetales. La carne y los productos lácteos serán la fuente de la mayoría de las proteínas que ingiera usted, pero los granos y los vegetales son también una buena fuente. Todas las dietas balanceadas deben contener suficiente proteína para colmar los requisitos diarios básicos. Es importante señalar que dos de los aminoácidos esenciales, la lisina y la metionina, son mejores cuando se derivan de la proteína animal, y por eso una dieta óptima contendrá proteína de la carne o del pescado.

Las vitaminas y los minerales: Ambas sustancias son importantes para el funcionamiento adecuado del cuerpo. Una dieta bien balanceada, como la que sugieren los autores de la serie *¡Sugar Busters!* contiene todas las vitaminas y minerales que la persona saludable requiere. Un vaso de jugo de naranja o toronja o pomelo recién exprimido contiene tanto potasio como un plátano maduro. La mayoría de los alimentos contienen una cantidad más que adecuada de sodio. Se debe de ejercitar cautela al añadir sal al cocinar o sazonar, especialmente si se padece del corazón o de hipertensión. Si duda o se preocupa por saber si está ingiriendo suficientes vitaminas y minerales, un suplemento comercial con vitaminas como Theragran-M o Centrum más que asegura el nivel diario de estas sustancias. Por favor, recuerde que al escribir estas palabras, algunos de estos complejos vitamínicos todavía contienen dosis superiores a la cantidad diaria recomendada de vitamina A, la cual ha sido reducida a 700 unidades internacionales (IU).

Otros ingredientes: Se incluyen aquí los suplementos y aditivos que los fabricantes añaden en la preparación de sus productos. Estos incluyen el sirope de maíz alto en fructosa, la maltodextrina, la dextrosa, el xilol, la maltosa, la malta, la isomalta, los almidones hidrolizados, el almidón de arroz hidrolizado, los siropes, la miel y el azúcar moreno. En la etiqueta estos aditivos están listados en orden de cantidad—de mayor a menor—incluida en el producto. Aunque algunos de estos términos no le serán conocidos, son todos azúcares disfrazados. Son añadidos con el solo propósito de realzar el gusto o de espesar el producto en particular. Su efecto final será de aumentarle los niveles de insulina y de crearle más grasa en el cuerpo. Los alcoholes de azúcar tales como el sorbitol y el manitol, que muchas veces están presentes en los helados de dieta bajos en azúcar, pueden causar irritación gastrointestinal y diarrea si se consumen en grandes cantidades. Aunque a veces es difícil evitar estos aditivos por completo, se debe de hacer todo esfuerzo por seleccionar productos que tengan la menor cantidad posible de estos suplementos.

En conclusión, interpretar los datos nutritivos en las etiquetas no es nada fácil, pero tener un poco de conocimiento de lo que quiere decir esta información puede hacer que sus compras de comidas basadas en el plan *¡Sugar Busters!* sean mucho más exitosas.

21 | Planes alimenticios para toda la vida

En vez de incluir un plan de siete, catorce o veintiún días, simplemente incluimos sugerencias de las cuales se pueden seleccionar alimentos saludables para toda una vida. Recomendamos que se varíe la selección de vez en cuando para sacar provecho de las vitaminas, minerales y otros nutrientes que nos ha proporcionado la madre Naturaleza.

Como usted puede hacer sus propias combinaciones de alimentos para preparar las comidas, logrará sacar el mayor provecho de sus compras; así podrá consumir a tiempo las comidas que no aguantan mucho en el refrigerador o en la alacena. También podrá satisfacer sus antojos con la lista extensa de alimentos que se permiten en el estilo de vida *¡Sugar Busters!*. Las recetas para hacer muchas de estas comidas se pueden encontrar en el capítulo "Los súper alimentos" que se encuentra en este libro, o en *Sugar Busters! Quick and Easy Cookbook,* o en el volumen original de pasta dura de *Sugar Busters! Cut Sugar to Trim Fat*. Las recetas de muchos de sus libros de cocina pueden ser adaptadas para que sean aceptables al estilo de vida *¡Sugar Busters!*. Es útil tener en la alacena algunos de los alimentos que se mantienen frescos por largo tiempo, como vimos en el capítulo 12. Esperamos que usted disfrute combinando los distintos alimentos a su gusto.

Algunas sugerencias para un desayuno variado

Frutas antes del desayuno: melón de cantalupo, melón dulce tipo *honeydew*, naranja, toronja o pomelo, uvas, kiwis, melocotones, peras, arándanos, zarzamoras, fresas o frambuesas.

Huevos: hervidos, revueltos o fritos en aceite de oliva o de canola a temperatura media-baja, mantequilla o margarina no hidrogenada

Tortilla de queso: con cebolla, setas y tomate; tortilla de jamón y queso; tortilla de pimientos verdes y cebolla o tortilla de salmón ahumado

Pescado ahumado o tocineta canadiense

Tostada de granos integrales (dos rebanadas de límite)

Cereales para el desayuno (lo más integral posible y sin azúcar añadido)

Avena con leche y, si lo desea, un edulcorante artificial (aspartame o edulcorante, estevia, fructosa o *Trutina Dulcem*), y con algunas de las bayas que mencionamos anteriormente. Si así prefiere, puede también desayunarse con una o varias frutas.

Algunas sugerencias para un almuerzo variado

Emparedados de pan de trigo integral, centeno, de centeno entero, o de pan de pita de trigo integral, relleno de ensalada de atún, ensalada de huevo, ensalada de pollo, carne de res asada o pollo asado. También un sándwich tipo *Reuben* con pan de centeno integral oscuro y chucrut es bueno, como lo es un emparedado vegetariano o un pan de pita lleno de aguacate, brotes de alfalfa, zanahoria rallada, pepinos, y otros vegetales. Cualquier ensalada grande que no contenga papas, ni aderezos endulzados, ni carnes ni vegetales fritos y empanizados es aceptable, como lo es una ensalada grande de frutas. También puede tomar una las comidas de la cena si prefiere una comida más grande a la hora de almuerzo.

Algunas sugerencias para una cena variada

Salmón asado en el horno o en la sartén, atún, pollo, bistec, cordero, puerco, carne molida o pescado. También carne de res asada o aves de caza. Sírvanse por lo menos dos de las siguientes frutas o vegetales más una ensalada verde: aguacates, espárragos, brócoli, coles de Bruselas, coliflores, pimientos verdes, calabacines, calabazas, berenjenas, setas, coles, cebollas, tomates, apios, batatas, boniatos o camotes, frijoles (de carita, negros, judías o alubias blancas, rojos), garbanzos, judías verdes, ejotes, arvejas o guisantes, chauchas, guisantes de la nieve, espinaca, col rizada, mostaza o berzas. También se pueden acompañar con pasta integral con una salsa que no contenga azúcar adicional.

Algunas sugerencias para unos tentempiés variados

Una pieza de fruta, un manojo de nueces, una taza de bayas, mantequilla de maní o cacahuetes en un pedazo de apio, o tres o cuatro galletas de trigo integral como *Triscuits*, algunos vegetales crudos (el bróculi, la coliflor, las zanahorias, los rábanos, el apio, los pimientos, la calabaza y los calabacines, o tomates pequeños) con aderezo que no contenga azúcar adicional, un huevo duro, medio aguacate con jugo de limón y sal, un pedazo de queso, aceitunas verdes o negras, cebollas de cóctel o chalotes (¡si usted trabaja solo!) o algunos bocados de carnes o vegetales que le hayan sobrado de otra comida.

Sugerencias para unas bebidas variadas

El café, el té, el té verde, la leche o el agua. Si de vez en cuando tiene que tomar refrescos, tome un refresco de dieta transparente (ya que no contendrá ácido fosfórico como los demás).

Sugerencias para el postre

El estilo de vida *¡Sugar Busters!* le debe de ayudar a disminuir el antojo de comer azúcar refinado. Sin embargo comprendemos que, de vez en cuando, usted se comerá un postre.

A veces un puñado de nueces puede satisfacer el antojo de comer un postre dulce. Es probablemente la grasa que contienen las nueces lo que da esa satisfacción. Afortunadamente la grasa de las nueces es primordialmente monoinsaturada, la cual es saludable para el corazón. Uno o dos pedazos de chocolate de alto contenido de cacao (60 por ciento o más) es aceptable, ya que el contenido de azúcar es más bajo que el del chocolate bajo en cacao. Porciones pequeñas de helado sin azúcar añadido también son aceptables si usted ha comido una cena baja en glicémico y sin carne roja.

22 | Los estancamientos en la pérdida de peso

Al principio, la mayoría de las personas que cambian su modo de alimentarse al estilo de vida *¡Sugar Busters!* pierden peso muy rápido. En las primeras dos semanas, esta pérdida puede ser de dos, tres y de hasta cinco libras. La velocidad de la misma varía de persona en persona debido a muchas razones diferentes. Estas variaciones en la pérdida de peso inicial y en la pérdida sucesiva pueden ser causadas por ritmos metabólicos diferentes; o la cantidad de peso que se necesita perder; o si se sigue o no exactamente la nueva manera de alimentarse; cuánta cantidad de alimentos se consumen (aunque se ingieran muchas calorías, la tentación de comer mucho es grande cuando se ve bajar la aguja en la báscula); o también por el efecto metabólico de algún medicamento, pastillas para el control de la natalidad, la terapia para reemplazar las hormonas o si se tiene alguna condición médica, como el trastorno de las tiroides.

Pero algo sí es seguro: la pérdida de peso nunca será constante, ni pareja. Después de una pérdida de cinco, 10 o de hasta 15 libras, se puede llegar a un estancamiento, a una pausa en la pérdida de peso, aunque no haga ningún cambio en la dieta ni en el programa de ejercicio.

Si tiene suerte solo será un estancamiento "temporal", o sea, una reducción en la pérdida de peso por un corto periodo de tiempo. ¿Cuánto durará esta pausa y cuántas tendrá? De nuevo, esto varía de persona en persona. Basado en la información de muchos de los seguidores del estilo de vida *¡Sugar Busters!* las pausas pueden durar desde una semana hasta seis semanas antes que se reanude la pérdida de peso, o hasta que tal vez se produzca una pérdida de peso más veloz. Los que necesitan perder más o menos diez libras, y que las pierden en las primeras semanas, quizás nunca experimenten este estancamiento. Aquellas personas que necesitan perder mucho más de diez libras o hasta más de cien libras, seguramente van a pasar por varios periodos de pausas de corta duración, quizá hasta de seis semanas.

No permita que estos estancamientos lo desanimen. Son algo común, y son sólo temporales hasta que usted llegue a su peso normal. ¿Cómo se determina cuál es el peso normal? ¿Se puede leer en una cartilla de peso con relación a la estatura? No, no exactamente. Todos tenemos una forma de cuerpo diferente. Algunos tenemos huesos pequeños, cinturas estrechas y músculos menudos. Otros tenemos huesos grandes, cinturas anchas y músculos fuertes, sin importar la estatura. Habiendo dicho esto, es razonable tener como objetivo alcanzar un índice de masa corporal (IMC) de menos de 25.

En el pasado una buena regla era mirar una fotografía de su cuerpo cuando tenía de veintiuno a veinticinco años de edad, y entonces imaginarse que usted podría volver a alcanzar ese peso de nuevo (aunque probablemente no lo lograría) a través de un régimen de dieta y ejercicio. Enfatizamos el "pasado", ya que hace sólo algunas décadas atrás las personas normales eran más delgadas cuando tenían de veinte a veinticinco años de edad que en la actualidad. Las generaciones anteriores se alimentaban mejor y ejercitaban más. Comían menos azúcar añadido y menos alimentos altamente refinados y hacían más ejercicio al haber menos aparatos de los que hacen la vida más conveniente (no todos lo miembros de la familia tenían un automóvil). También había menos entretenimientos disponibles que no requerían actividad física, como mirar la televisión o sentarse frente a la computadora. Por lo tanto, hoy en día un alto porcentaje de los jóvenes tiene sobrepeso, y un número significativo de ellos están obesos.

Ya que nuestra genética no ha tenido tiempo de pasar por grandes permutaciones en sólo unas cuantas décadas, pensamos que las metas antiguas, las de "el peso pasado" también se puedan aplicar a las generaciones menores.

Sugerimos que mire una fotografía de sus padres o de sus abuelos cuando tenían veinte y pico de años. Úsela para escoger una meta razonable para su peso, y entonces siga su plan de nutrición hasta que alcance su meta. La maravilla del estilo de vida *¡Sugar Busters!* es que no sentirá una carencia de alimentos nutritivos que le llenen, ni le faltará una gran variedad de alimentos, al mismo tiempo que usted seguirá comiendo hasta alcanzar su meta.

23 | El porqué de ¡Sugar Busters!

Las librerías le ofrecen al público muchos libros de dietas que se venden muy bien y que recomiendan gran parte de los consejos que les dimos a los lectores en nuestro primer libro *Sugar Busters! Cut Sugar to Trim Fat.* Nos alegra ver que la gente se está dando cuenta de que las dietas con muchos carbohidratos altos en glicémicos han estado causando no solo aumento de peso, sino también los problemas de salud asociados con esto.

Sin embargo, la crítica más común que oímos sobre estos libros es que contienen muchos detalles bioquímicos o que requieren que el lector corriente mida y cuente demasiado los alimentos.

Una dieta de carbohidratos bajos en glicémicos no es igual que una dieta baja en carbohidratos. Nuestros antepasados, gracias a los cuales estamos aquí, no tenían carbohidratos altos en glicémicos para alimentarse, e ignoraban qué tipos de vitaminas, minerales y otros nutrientes contenían los alimentos. Tampoco contaban ni los carbohidratos, ni las proteínas, ni los gramos de grasa. Igual que dijimos en nuestros libros y planes de alimentación anteriores, creemos que los carbohidratos deben ser la fuente principal de las calorías de cualquier dieta. Ese contenido puede excederse del 50 por ciento de la alimentación si todos los carbohidratos son altos en fibra y bajos en glicémicos. Si se ingiere una buena cantidad de ellos, se satisfacen los diversos requisitos nutritivos. El objetivo es mantener el plan alimenticio sencillo y comenzar de un modo que se pueda guardar por un periodo de tiempo.

Con respecto al debate actual sobre las dietas que son altas en proteínas y grasas, como la dieta Atkins, versus las dietas bajas en grasa o sin grasas, como la dieta Ornish, vemos ventajas significativas en seguir el estilo de vida *¡Sugar Busters!*.

En primer lugar, el estilo de vida *¡Sugar Busters!* plantea una dieta en la cual por lo menos el 40 por ciento de las calorías provienen de carbohidratos bajos en glicémicos y altos en fibra. Estos carbohidratos le suministran al cuerpo grandes cantidades de vitaminas, minerales, antioxidantes y oligoelementos que no están presentes en las carnes que se consumen en una dieta como la Atkins.

En segundo lugar, en el estilo de vida *¡Sugar Busters!* aproximadamente un 30 por ciento de las calorías provienen de la proteína, incluyendo la proteína animal que suministra la fundación para una formación óptima de las células. El plan también sugiere que un 30 por ciento de las calorías provengan de la grasa, que contiene los ácidos grasos que se necesitan para una buena nutrición y una salud robusta. Las proteínas animales no están disponibles en una dieta de tipo vegetariano o estrictamente vegetariana.

En tercer lugar, el estilo de vida *¡Sugar Busters!* es un plan saludable y balanceado que provee no solo la variedad de vitaminas y minerales necesarios de los alimentos naturales, sino también la satisfacción y el placer que no se encuentra consistentemente en otras de las dietas más exageradas.

En cuarto lugar, el estilo de vida *¡Sugar Busters!* es sencillo y fácil de seguir. No hay un periodo inicial de dieta extrema. No hay valores de comidas que contar. No hay bioquímica de alta tecnología que pueda confundir a una persona normal.

Los siguientes párrafos contienen comentarios sobre los otros libros de dieta que están disponibles en las librerías de los Estados Unidos.

El doctor Robert Atkins merece crédito por ser el primer defensor de nuestra época de una dieta alta en proteínas y grasa para perder peso. El doctor Atkins señaló muchas de las dificultades que tienen las dietas altas en carbohidratos. No comprendemos por qué su dieta limita tan rígidamente todos los tipos de carbohidratos, causando así un incremento en el consumo de suplementos vitamínicos y minerales. Tal como han demostrado los muchísimos seguidores de *¡Sugar Busters!* se puede rebajar de peso y alimentarse simultáneamente de una manera nutritiva al incluir en la dieta diaria carbohidratos naturales bajos en glicémicos y altos en fibras. Y esta es una manera de alimentarse que se puede seguir fácilmente la vida entera. *¡Sugar Busters! NO ES* un plan de alimentación al estilo de la dieta Atkins.

La dieta del doctor Dean Ornish (*Eat More, Weigh Less*) puede ser favorable para las personas con problemas cardiovasculares severos o trastornos sanguíneos, pero no es un modo natural de alimentarse. ¡No incluye ni carne, ni aceites ni nueces! ¿Cómo lograron nuestros antepasados que nosotros llegáramos a dónde estamos? ¿Qué comían ellos durante los largos meses invernales cuando no crecían las frutas y los vegetales? Para sobrevivir solamente tenían a su disposición las carnes, semillas y nueces, salvo aquellas personas que vivían cerca del ecuador. También notamos que lo último que prohíbe el doctor Ornish es el azúcar, que junto con las significativas restricciones calóricas de su dieta, puede que sea lo que causa que se pierda peso en ella.

The Zone, la dieta del doctor Barry Sears, contiene mucha información correcta y consejos sensatos, pero también contiene tanta información bioquímica que la persona corriente se puede confundir muy fácilmente sobre su contenido. Muchos de sus seguidores se cansan de estar contando constantemente para estar dentro de "la zona" correcta. Puede usted estar seguro de que nuestros antepasados no se preocupaban de ninguna "zona". Al tener sólo disponibles frutas bajas en glicémicos, vegetales y granos integrales, estaban naturalmente en la "zona", del mismo modo que se puede estarlo hoy en día siguiendo el estilo de vida *¡Sugar Busters!*.

La dieta *Protein Power* está bien presentada y bien documentada, y sin duda es muy útil para los nutricionistas profesionales y los especialistas en dietética. Sin embargo, el libro también contiene tanta información bioquímica que no es posible que sea una guía fácil de usar para la persona corriente.

The Carbohydrate Addict's Diet, que permite darse un atracón antes de acostarse, no tiene ningún sentido lógico. La mayoría del colesterol de una persona se fabrica por la noche y el metabolismo natural también se vuelve más lento con la falta de movimiento físico, así que ¿por qué decir que está bien el comerse una comida inmensa de noche? ¿Por qué no hacer que las personas coman los carbohidratos correctos (altos en fibra, bajos en glicémicos) en cantidades significativas y ya?

El doctor Andrew Weil dice en su libro *Eating Well for Optimal Health* que no hay nada malo en estar gordo. Comprendemos el punto que trata de comunicar, pero cuando las estadísticas nacionales indican tan claramente la cantidad de enfermedades asociadas con la gordura, no pensamos que se le deba de decir a la gente que no hay nada malo en estar gordo, aunque a todos les encantaría oír esto. Al leer eso, las personas van a olvidarse de todos los otros puntos importantes que plantea el doctor Weil en su libro.

Mientras que Jennie Brand-Miller y sus colegas han participado en muchos estudios de medidas de índices glicémicos en Australia, las conclusiones de su libro *The Glycemic Revolution* son que el comer azúcar, papas blancas altas en glicémicos y otros alimentos por el estilo es aceptable. ¡Qué gran noticia para los estadounidenses que comen casi 50 cucharaditas de azúcar refinado añadido, casi sin valor nutritivo, al día y que tienen problemas de proporciones epidémicas con la obesidad, la diabetes y las enfermedades relacionadas! Aunque Brand-Miller indica de vez en cuando que se deben comer alimentos bajos en glicémicos, y plantea que un trozo de carne bajo en glicémicos, que se consume junto con carbohidratos altos en glicémico (como la papa blanca), le moderará la respuesta glicémica en general, ella no entiende que si se consume el mismo trozo de carne con carbohidratos de índices glicémicos bajos, el individuo tendrá una respuesta glicémica aún más baja y que estos también proveen minerales y vitaminas, produciendo aún más pérdida o control de peso.

Algunas de las citas usadas por Brand-Miller y sus colegas son: "Las dietas con IG bajo pueden ayudar a las personas a rebajar de peso"; "Para cambiar a una dieta de IG bajo, consuma más pastas y arroz en vez de papas", y en la página que le sigue dice: "El pan y las papas son ricos en carbohidratos, por eso están entre las mejores comidas que usted puede ingerir para perder peso". En la misma página plantea lo siguiente: "Algunos almidones, como los de las papas, se digieren rápidamente, causando un aumento en el azúcar sanguíneo mayor que muchas otras comidas que contienen azúcar".

"El azúcar no juega un papel preponderante en el

desarrollo de la diabetes". "Las comidas que producen niveles de altos de azúcar en la sangre pueden aumentar el riesgo de diabetes". Pues según sus propias gráficas sobre el IG, el azúcar no es un alimento de bajo IG; además, el azúcar refinado está asociado con harinas procesadas que tienen un IG alto.

Continúa Brand-Miller: "Las dietas altas en azúcar son menos nutritivas. No es cierto. El azúcar (de una gama de productos incluyendo los productos lácteos y las frutas) a veces tienen niveles más altos de micro nutrientes". Aquí Brand–Miller está cambiando su posición de un lado a otro según habla del azúcar refinado o del azúcar natural que se encuentra en las frutas, los granos y los vegetales. ¿Está usted confundida? ¿Sí? Pues nosotros también.

La afirmación de *¡Sugar Busters!* es la siguiente: ¿Por qué fomentar el consumo de azúcar refinado y carbohidratos altos en glicémicos cuando tenemos claro que la obesidad resultante causa daño a tantas personas?

En conclusión, si se siguen los principios generales de *Sugar Busters! Cut Sugar to Trim Fat*, se puede disfrutar de los alimentos sin tener que estar contando las porciones de la "zona" o las calorías (dentro de lo razonable). Si se obtienen el azúcar y otros nutrientes de los carbohidratos bajos en glicémicos, que son muy nutritivos, no engordará, ni tampoco padecerá de efectos nocivos a la salud.

24 Nuevas alternativas en los productos edulcorantes

En la actualidad existen en el mercado varias alternativas edulcorantes para sustituir al azúcar, algunas nutritivas y otras no. Casi todos se conocen como edulcorantes. Algunos de estos productos son formas concentradas del azúcar, mientras que otros son artificiales, aunque hay uno que aún no ha sido aprobado por la Administración de Drogas y Alimentos de los Estados Unidos (FDA, según sus siglas en inglés), que se venderá como edulcorante artificial, aunque proviene de una hierba natural. Todos estos productos tienen algo en común: ni engordan ni elcvan los efectos de azúcar sanguíneo, como lo hacen la sucrosa, el azúcar moreno, la melaza o el sirope de maíz. El propósito de reemplazar estos azúcares "naturales" es el de proveer un producto dulce sin que engorde ni eleve el nivel de azúcar sanguíneo como lo hace el azúcar natural.

¿Serán saludables los edulcorantes? Esta es la pregunta más común relacionada con ellos. Nuestro sondeo de la literatura técnica disponible en el mercado nos permite llegar a la conclusión que la FDA es muy minuciosa y cautelosa al aprobar cualquier edulcorante nuevo al mercado. La FDA también lleva a cabo constantemente estudios sobre la seguridad de los dulcificantes y edulcorantes ante la menor duda o denuncia. Por ejemplo, el ciclamato fue eliminado del mercado debido a unas conjeturas muy débiles que indicaban que cuando esta sustancia les era administrada a los animales de laboratorio, les podía causar problemas. Estamos de acuerdo en que se debe usar cautela en la aprobación de nuevos edulcorantes, y también aprobamos la continuación de las pruebas. Confiamos que los productos que están aprobados en estos momentos por la FDA son seguros, a no ser que nuevos estudios científicos prueben lo contrario. Recuerde que con estas y otras sustancias es la dosis lo que cuenta.

¿No sería mejor eliminar todos los dulcificantes y edulcorantes por completo para tener una dieta óptima? Eso sería lo ideal, pero no es práctico. En primer lugar, no se pueden evitar por completo, ya que se encuentran en la mayoría de los productos que están en el mercado. En segundo lugar ahora que la gente se ha acostumbrado a los placeres de comer algo (además de las frutas) que sabe dulce, es muy difícil que renuncien a ese placer. De todos modos, sí le recomendamos que elimine lo más posible los dulcificantes, edulcorantes y azúcar de su dieta, y que trate de satisfacer sus antojos de algo dulce de un modo natural, a través de las frutas y los vegetales.

Hablemos de algunos de los dulcificantes y edulcorantes que se encuentran en el mercado de hoy.

El aspartame. Aparece en el mercado primordialmente como *Equal* o *NutraSweet* y fue aprobado por la FDA en 1981.

Está compuesto por dos aminoácidos, el ácido aspártico y la fenilalanina, y es digerido y metabolizado como las demás proteínas. El aspartame es 200 veces más dulce que la misma cantidad de azúcar de mesa, y aunque técnicamente es un edulcorante nutritivo, su uso requiere cantidades tan mínimas que, al igual que otros aditivos como la maltodrextrina o la dextrosa, tiene un efecto insignificante en la sangre.

La FDA indica que el aspartame es uno de los productos que más se ha estudiado de todos los que se cncuentran en el mercado. La FDA aún no ha podido sustanciar ninguna de las miles de acusaciones que varios grupos e individuos han lanzado contra este producto, algunos de los cuales tienen como meta eliminar todos los edulcorantes alternativos del mercado. El problema potencial del aspartame, el cual fue aceptado al principio, es que la fenilalanina que contiene puede ser dañina para aquellas personas que padezcan de una enfermedad hereditaria conocida como fenilcetonuria. Estas personas deben de evitar el consumo de productos que contengan fenilalanina. Además, el aspartame no funciona bien en temperaturas altas.

La sacarina. Conocida comúnmente como *Sweet'N*

Low, la sacarina debutó en el mercado décadas atrás, antes de que fuera necesaria la aprobación de la FDA. El cuerpo no puede absorber la sacarina, por lo tanto es un edulcorante que no es nutritivo. La sacarina es 300 veces más dulce que la misma cantidad de azúcar de mesa. Estudios descubrieron que las ratas que recibían dosis masivas de sacarina desarrollaban cáncer, pero como se ha usado por tanto tiempo sin efectos secundarios, la FDA ha permitido que la sacarina continúe en el mercado.

El acesulfame de potasio (Acesulfame-K). Se conoce como *Sunette* o *Sweet One,* y cientos de productos sin azúcar contienen este edulcorante, incluyendo los refrescos de dieta y las gomas de mascar. El acesulfame de potasio es aproximadamente 300 veces más dulce que la misma cantidad de azúcar de mesa. La FDA ha declarado que este producto no es nocivo para la salud. Pero no debe de ser usado por personas que deban de seguir una dieta baja en potasio o aquellos con alergias a productos que contengan potasio.

La sucralosa. Conocida primordialmente como *Splenda,* la sucralosa fue aprobada por la FDA en 1998. Se estima que es aproximadamente 600 veces más dulce que el azúcar de mesa. La sucralosa es derivada del azúcar, pero a través de una alteración química se ha logrado que la sucralosa contenga moléculas que son demasiado grandes para que el cuerpo las absorba, y por lo tanto no es un dulcificante nutritivo. Se puede utilizar con productos que requieran cocción o congelamiento.

La fructosa. La fructosa es el azúcar natural que se encuentra en las frutas, pero tiene un índice glicémico de sólo 22, que es aproximadamente un tercio del que tiene el azúcar de mesa. Causa menos elevación de azúcar sanguíneo y menos requerimiento de insulina que el mismo equivalente de azúcar de mesa. Para aquellas personas que insisten en un dulcificante natural es un sustituto razonable del azúcar de mesa. También hay edulcorantes derivados de azúcar de fruta o de concentrados de frutas tales como el kiwi, los dátiles, etcétera, que están aumentando en popularidad.

La estevia (stevia rebaudiana). La estevia es un arbusto oriundo de América del Sur, donde se ha usado como edulcorante por siglos. Los japoneses llevan 30 años usando la estevia. Aún no ha sido aprobado por la FDA como edulcorante y sólo puede ser vendido en las tiendas de productos naturales como un suplemento dietético. La estevia se vende tanto en forma líquida como en polvo, y se tiene que probar individualmente para ver qué cantidad es necesaria para sustituir al azúcar.

¿Cuál es el propósito de este grupo de productos edulcorantes? Todos ellos provocan un efecto de índice glicémico más bajo en el cuerpo que el azúcar de mesa y, por lo tanto, ayudan a controlar no solo el nivel de insulina, sino también el peso y los efectos de la diabetes. Ningunos de los dulcificantes ni de los edulcorantes tienen valor nutritivo alguno, pero lo mismo se puede decir del azúcar de mesa, que tampoco tiene nutritivos; sin embargo causa una alza significativa en el azúcar sanguíneo. Estamos de acuerdo con la Asociación Americana del Corazón que recomienda que los diabéticos y las personas que tratan de perder peso usen edulcorantes en su dieta. Creemos que estos deben de ser usados con moderación y en conjunto con una dieta saludable que contenga una gran cantidad de carbohidratos bajos en glicémicos y altos en fibra, como los que recomendamos en *¡Sugar Busters!*.

25 | ¿Se debe o no beber?

En los últimos años han aumentado las investigaciones acerca de los efectos del consumo de alcohol. Tanto en la comunidad médica estadounidense como en la internacional se acepta que el consumo de cantidades moderadas de alcohol rebaja el índice de mortandad de las personas que toman frente aquellas que no toman, (véase la Figura 8).

A aquellas personas que no toman alcohol, no les recomendamos que empiecen, porque un exceso de consumo causa más problemas que los que beneficia un consumo moderado.

Muchos elogian en particular los beneficios del vino en vez de la cerveza o las bebidas fuertes. Los investigadores médicos europeos van al frente de estos estudios. El famoso epidemiólogo francés, Serge Renaud dice: "Está muy documentado que un consumo moderado de alcohol previene las enfermedades cardiacas hasta un 50 por ciento", y añade: "No hay otra medicina que sea tan eficiente como el consumo moderado de alcohol".[1]

Investigaciones realizadas por el epidemiólogo

danés Morten Gronbaek concluyen que consumir vino en vez de cerveza o bebidas fuertes es muy útil para reducir el riesgo de la muerte causada por el cáncer.[2] Otros científicos europeos que están investigando los efectos del consumo de alcohol en estos momentos son los italianos Serenello Rotondo y Giovanni de Gaetano, Jean-Marc Orgogozo y Joseph Vercanteren de Francia, y Elias Castaras de Grecia. Los conocimientos de estos investigadores confirman los beneficios de incluir un poco de alcohol en las dietas. Algunos creen que los polifenoles y los bioflavonoides (ambos son antioxidantes fuertes) que contiene el vino tinto hace que sea muy efectivo contra problemas tales como las enfermedades cardiovasculares, las de la próstata y el cáncer del seno, así como la demencia, incluyendo el mal de Alzheimer.

El doctor Jean-Marc Orgogozo, jefe del Departamento de Neurología del Hospital Universitario Pellegrin en Burdeos, Francia, ha llevado a cabo estudios sobre el efecto del alcohol a través de los hábitos de 3,777 personas mayores de 65 años. El doctor Orgogozo descubrió que del 60 por ciento de las personas que bebían regularmente el 95 por ciento de su consumo era a vino tinto. Los que consumían alcohol con moderación reducían un 80 por ciento las incidencias de demencia y un 75 por ciento el mal de Alzheimer cinco años después de concluir el estudio, en comparación con las personas que no bebían. Al envejecer, los beneficios se reducían un poco, pero aun así demostraban una reducción de un 50 por ciento en la incidencia de la enfermedad de Alzheimer ocho años después de concluir el estudio. El doctor Orgogozo define el consumo moderado de vino como de dos a tres vasos de 4,5 onzas diarios en las mujeres y de tres a cuatro vasos en los hombres.[3] Otros investigadores definen la moderación como el beber dos o tres vasos de 3,5 onzas al día.

Como muchos de los estudios han demostrado significativas mejorías estadísticas en la tasa de mortandad para las personas que beben moderadamente, y otros estudios en laboratorios y con animales también han tenido resultados positivos, se debe estar atento a los próximos informes en este campo investigativo y en otros campos relacionados. Le recordamos que nuestra recomendación es que si usted no bebe, no debe comenzar a hacerlo ahora. Muchos de los beneficios cardiovasculares también se logran tomando aspirinas y tomando un vaso de jugo de uvas moradas.

Si no toma nada de alcohol, puede perder peso más rápidamente. Pero si continúa bebiendo en moderación, evite la cerveza y los refrescos mezclados con licores, que contienen grandes cantidades de azúcar.

Aunque los investigadores presentan los efectos positivos del beber cantidades moderadas de alcohol, esta situación se invierte muy rápidamente si el consumo de alcohol aumenta. El beber excesivamente no sólo perjudica la salud, sino que también puede hacerles daño físico y emocional a las personas cercanas y a aquellos que comparten la carretera con usted.

26 Grasa sí, grasa no

No hay suficiente evidencia clínica que compruebe los beneficios a la salud de comer cantidades muy limitadas de grasa. Tampoco hay suficiente evidencia con relación a los beneficios de las dietas muy altas en carbohidratos. Aun así, la que sí existe indica que si bien muchos de nuestros antepasados se alimentaban con una dieta alta en grasa, ellos, al igual que los que comían dietas casi vegetarianas o una mezcla de ambas—según la temporada del año—sobrevivieron y hasta superaron a las otras especies del planeta. Sólo en la historia reciente nos han advertido que limitemos el consumo de grasa.

Un magnífico artículo publicado en la revista *Science* reveló que la decisión del Gobierno de recomendar restricciones en el consumo de grasas fue una decisión política, y no fundada en pruebas clínicas ni científicas.[1] Lo que es sorprendente es la rapidez y la convicción con que tanto el Gobierno como el público aceptaron el mensaje de que "la grasa es mala", lo cual resultó en una reducción de un 16 por ciento en los gramos de grasa consumidos.[2]

Los resultados de esta decisión política, tomada hace 25 años tuvieron gran impacto:

- Se ha establecido una industria de productos bajos en grasa valorada en miles de millones de dólares.
- Las grasas eliminadas de los productos a menudo han sido reemplazadas por azúcares refinados que no tienen ningún valor nutritivo y por harinas altamente procesadas.
- Las enfermedades relacionadas con el sobrepeso y la obesidad se han convertido en epidemias nacionales, y han acortado y empeorado las vidas de millones de personas.
- Las epidemias de sobrepeso y obesidad han afectado también a los niños.

En un aviso público reciente de la Asociación Americana del Corazón se dijo que a pesar del aumento en la disponibilidad de los alimentos hechos con sustitutos de grasa, y la popularidad de estos, no existe evidencia de que las comidas bajas o con grasas reducidas sean efectivas para perder peso.[3]

Por muchos años se pensó que comer grasa aumentaba el riesgo del cáncer del seno. Sin embargo los nuevos estudios realizados no confirman esta creencia. Según Melanie Polk, directora del Instituto Americano para la Investigación Sobre el Cáncer de Washington, D.C.: "La investigación no es tan contundente como se creía originalmente. La evidencia es mayor en cuanto a otros factores de estilo de vida".[4] Pero, como veremos, cuanto más gorda sea una, más riesgo tendrá de desarrollar cáncer del seno.

Tanto los políticos como el público en general se han creído el argumento de que "la grasa [que comemos] se vuelve en grasa". Como mencionamos previamente en el capítulo 9, lo sorprendente de esto es que los profesionales—los nutricionistas y los dietistas—se creyeron lo de "la grasa es mala" a pesar de la evidencia en los textos y en la literatura médica que dice que es más fácil convertir los carbohidratos disponibles en el cuerpo en grasa. Como por décadas se le sugirió a la población estadounidense que comiera altas cantidades de todo tipo de carbohidratos, los cuerpos no han dejado de tener un exceso de carbohidratos para guardar como grasa.

Ya que muy pocos médicos en los Estados Unidos han estudiado nutrición, rara vez han puesto en duda como grupo el dogma de los nutricionistas que plantea que es predominantemente la grasa lo que suele convertirse en grasa. Pero parece que ya está comenzando a divisarse la luz de la verdad en cuanto a este tema, y por lo tanto se espera que los médicos, los nutricionistas, los dietistas y toda la humanidad verán la realidad acerca de qué alimentos funcionan mejor para los diferentes niveles de actividad de las personas.

Para obtener el efecto más favorable de los alimentos que ingerimos necesitamos alguna grasa en la dieta. Los ácidos grasos son necesarios para muchas de las actividades químicas físicas que afectan al desarrollo, el metabolismo, la fabricación de las células, las hormonas del sexo y el transporte de las vitaminas A, D, E y K. Las grasas también añaden el sabor y la textura que dan tanto placer, como también una sensación de llenura después de comer. El consumir nueces después de una cena provee esa llenura que satisface el deseo de comer un postre de azúcar.

Hay tres tipos de grasas: las monoinsaturadas, las poliinsaturadas, y las saturadas. Se ha demostrado que las dos primeras tienen efectos beneficiosos, tales como subir el colesterol bueno (HDL) y/o bajar el colesterol malo (LDL). Todavía no se sabe cuánta grasa saturada se puede ingerir con seguridad por largos periodos de tiempo. Consumir una cena de carbohidratos altos en glicémicos y bajos en fibra junto con grasas saturadas aún nos parece un riesgo que es mejor evitar, al menos hasta que estudios clínicos prueben lo contrario. La grasa saturada puede constituir hasta el 10 por ciento del consumo de calorías, pero no se debe consumir constantemente.

Recomendamos el consumo de grasas monoinsaturadas que se encuentran en el aceite de oliva, los aguacates, las semillas y las nueces. También recomendamos las grasas poliinsaturadas, como las que contienen los pescados de agua fría, las nueces del nogal y los aceites vegetales (de maíz, aceite de alazor, y de semilla de soja).

Al concluir esta discusión sobre la grasa, cabe señalar que un poco de grasa en la dieta es algo beneficioso, como la era para nuestros ancestros. Consumir un 30 por ciento del consumo total de las calorías diarias de la grasa (o hasta un 40 por ciento), es prudente si la mayoría de la grasa es mono y poliinsaturada. Sin embargo, el contenido de los carbohidratos de una dieta siempre debe de ser en forma de frutas, vegetales y productos integrales bajos en glicémicos y altos en fibra. Más discusión sobre los carbohidratos correctos que se deben ingerir se encuentra en el capítulo 11.

27 | Conclusión

El estilo de vida *¡Sugar Busters!* no es como las otras dietas de moda altas en grasa y bajas en carbohidratos. El estilo de vida *¡Sugar Busters!* es un estilo de vida nutricional, comprobado a través del tiempo. Es un plan lógico, práctico y sensato y en él se toman decisiones saludables y nutritivas sobre los alimentos que consumimos. El estilo de vida *¡Sugar Busters!* promueve la eliminación de la grasa innecesaria de la dieta, sobre todo la grasa saturada. Sin embargo también estamos de acuerdo en que se ingieran porciones moderadas de carnes magras, limpias y hasta carne roja, las cuales son fuentes saludables de grasa y proteína.

Al recomendar que se evite el azúcar refinado y los productos de granos procesados, la mayoría de las personas ingerirán menos carbohidratos de los que consumen ahora, lo cual está bien, mas no recomendamos que se limite el consumo de carbohidratos. Más importante aún, el éxito en el plan *¡Sugar Busters!* depende de que se comprometan a escoger los carbohidratos indicados. Y esto es lo que diferencia a este plan del modo usual de pensar sobre la nutrición, que no diferencia entre los efectos metabólicos de los distintos carbohidratos.

En los campos del cuidado de la salud, del transporte, de las telecomunicaciones y otros, se han hecho y se continúan haciendo tremendos logros. Sin embargo, no ha sucedido igual en el campo de la nutrición y de las dietas. Nuestros ancestros se alimentaban mejor—a veces por necesidad—que como lo hacemos hoy en día. La manera en que se alimentaban es lo que ha hecho que el sistema digestivo evolucione a lo que es actualmente. Por supuesto que las vitaminas y otros suplementos han mejorado, y también consumimos una gran variedad de alimentos con su variada gama de vitaminas y minerales. Sin embargo, y por lo general, la forma actual de alimentarnos ha causado un deterioro notable en la salud, y también ha prevenido un ascenso significativo en la esperanza de vida para las personas de edad media. La nutrición se ha visto perjudicada por el refinamiento y el procesamiento de la mayoría de los alimentos, incluyendo la introducción del azúcar refinado en la dieta. Como resultado, la salud ha sufrido.

La evidencia de este deterioro ha sido obvia por décadas. La mayoría de los diabéticos que dependen de la insulina aumentan de peso, y su colesterol sigue subiendo, no importa lo cuidadosamente que sigan las instrucciones de su médico. Muchos han dejado de comer carne y, aun así, les han aumentado los niveles de colesterol y les han progresado las enfermedades cardiovasculares.

La mayoría de los nutricionistas y dietistas "miraron pero no vieron". Dufty, el autor de *Sugar Blues,* y Montignac, el autor de *La Méthode Montignac Speciale Femmes,* reconocieron la realidad alimenticia. Sin embargo, como ellos no tenían entrenamiento profesional en el campo de la nutrición, muchos de los llamados profesionales los ridiculizaron o se mofaron de ellos, e incluso hasta llegaron a sugerir que eran charlatanes.

La mayoría de la grasa corporal proviene de los azúcares (carbohidratos) ingeridos, y no de la grasa ingerida. Esto es estimulado por los efectos de la insulina—como suele ser comprobado en los diabéticos resistentes a la insulina, quienes aumentan de peso al comenzar a recibir inyecciones de insulina. Al modular la secreción de la insulina a través de la dieta, los individuos pueden reducir significativamente la grasa corporal, el colesterol, la diabetes, y el desarrollo de la arteriosclerosis y las complicaciones que la acompañan. Además, la dieta puede regular la secreción de glucagón, que tiene efectos beneficiosos en el metabolismo dc la grasa, y así se hace más fácil que el cuerpo utilice la grasa previamente almacenada.

¡El mundo de la nutrición no es plano, es redondo! Los conceptos del pasado parecían plausibles, pero ahora tenemos la evidencia científica para probar que estaban equivocados.

El alimentarse debe ser una experiencia placentera y agradable, y debe contribuir a la salud y al buen funcionamiento del cuerpo. Mucho se ha escrito sobre el azúcar refinado y sus efectos perjudiciales. Nosotros hemos partido de esta premisa, la hemos verificado con datos históricos que ya se han recopilado, y la hemos expandido para incluir nuestra opinión de que la insulina es la llave. Los conceptos nutritivos y de dieta presentados en *¡Sugar Busters!* son indiscutibles para lograr niveles ideales de segregación de insulina y glucagón.

Además de darle placer al paladar, los conceptos que planteamos en *¡Sugar Busters!* también deben de ser buenas noticias para los rancheros de vacas y de ovejas, los criadores de cerdos y de ganado vacuno, y los productores de huevos, cuyos productos han sido difamados por algunos nutricionistas y grupos que se dedican al cuidado de la salud. Estos alimentos son tan saludables para nosotros hoy como lo fueron para nuestros antepasados.

El estilo de vida *¡Sugar Busters!* es fácil de comprender y fácil de usar, no como los regímenes que piden que se pesen y que se cuenten los alimentos constantemente. Y lo mejor de todo es que el estilo de vida *¡Sugar Busters!* es saludable y, además, satisface. Siguiendo nuestro enfoque muchos individuos ya han rebajado su peso y su colesterol, a la vez que han mejorado su rendimiento, que es tan importante para el éxito de todas las personas. Creemos que usted tiene la misma oportunidad a su alcance si sigue las recomendaciones sobre la dieta y la nutrición que ofrecemos en *¡Sugar Busters!*.

¡Buen provecho!

28 Los restaurantes más importantes preparan platos al estilo ¡Sugar Busters!

Este capítulo contiene recetas de restaurantes muy conocidos en muchas de las ciudades principales de los Estados Unidos. Algunas de estas son simples y fáciles de preparar. Otras requieren más tiempo preparando y comprando los ingredientes, y son ideales para aquellas personas que disfrutan pasar de una tarde creativa en la cocina.

Para los lectores que no le dedican mucho tiempo a la cocina y suelen comer fuera frecuentemente, estas recetas pueden ayudarles a encontrar restaurantes donde puedan ordenar una comida sabrosa y saludable. Muchos de ustedes ya se han beneficiado al leer las recetas de nuestro libro original, *Sugar Busters! Cut Sugar to Trim Fat,* las cuales se originaron en los principales restaurantes de Nueva Orleáns. Cuando los lectores visitaban esa ciudad podían entonces escoger su receta favorita, y que ésta le fuera preparada ¡en persona! por el chef.

Para aquellos de ustedes que tengan poco tiempo disponible, pero que sí cocinan en casa, le recomendamos nuestro libro *Sugar Busters! Quick and Easy*

Cookbook, que contiene recetas apetitosas que se pueden preparar en treinta minutos o menos.

Eberhard Mueller, Bayard's en Nueva York y Satur Farms en North Fork, Long Island

Tallarines de calabacín

3 cucharadas de aceite de oliva extra virgen
5 cucharadas de hojas de tomillo, divididas
1 cucharadita de ajo picadito
1 1/2 libra de calabacines cortados en tiritas muy finitas
Sal y pimienta fresca molida
2 cucharadas de perejil picadito
1 cucharada de jugo de limón fresco

En una sartén grande, caliente el aceite de oliva. Añada 2 1/2 cucharadas de tomillo y el ajo y cocine a fuego mediano 1 minuto. Añada los calabacines y cocine aproximadamente 5 minutos, revolviendo de vez en cuando, hasta que se empiecen a suavizar; sazone con la sal y la pimienta mientras cocina. Transfiera los calabacines a un tazón y mézclelos con el perejil, el limón, y el tomillo restante. Sirva caliente.

Da cuatro porciones

Tomates tipo heirloom asados lentamente

6 tomates maduros tipo *heirloom*, preferiblemente una mezcla de colores amarillos, verdes y rojos
2 dientes de ajo picaditos
6 ramitos de tomillo (sólo las hojas, picadas)
Sal y pimienta molida al momento
1/2 taza de aceite de oliva extra virgen, y un poco más de aceite para engrasar la cazuela
1 cucharada de vinagre de jerez

Caliente el horno a 250°F. Tenga listo un tazón de agua con hielo. En una cazuela grande hierva agua y sumerja los tomates por sólo 30 segundos. Sáquelos del agua hirviendo con una cuchara de ranura y póngalos en el agua con hielo para que paren de cocer. Las cáscaras se quitarán fácilmente. Corte los tomates por la mitad transversalmente. Quítele las semillas.

Engrase un molde tamaño 12 x 18 pulgadas o uno ovalado de 14 pulgadas a prueba de horno, rocíe con la mitad del ajo y sal y pimienta. Ordene las mitades de los tomates en el molde, con los lados cortados para arriba y rocíe con el aceite que queda. Sazone generosamente con la sal y la pimienta y salpique con el ajo restante, el tomillo y el vinagre.

Hornee los tomates por 2 1/2 a 3 horas. Cuando estén listos quedarán suaves y empezándose a caramelizar, pero aún deben de tener forma. Con una cuchara esparza los jugos del molde sobre los tomates y sírvalos.

Da seis porciones

El chef Eberhard Mueller es nativo de la región conocida como la Selva Negra en el suroeste de Alemania y trabajó por tres años en el restaurante L'Archestrate, ganador de tres estrellas de la guía Michelín. Después fundó el famoso restaurante Le Bernadin con Gilbert LeCoze, al cual el diario New York Times *le otorgó cuatro estrellas. Tomó el puesto de Andre Soltner después del retiro de este como chef de Lutece y ahora es el jefe de cocina ejecutivo de Bayard's en el bajo Manhattan. Él y su esposa, Paulette Satur, son dueños de las fincas Satur Farms, en la zona nororiental de Long Island, donde cultivan ingredientes especiales para las ensaladas, tomates tipo heirloom, tubérculos y hierbas, y ambos trabajan en su compromiso por cosechar productos orgánicos.*

Charlie Socher, Café Matou en Chicago, Illinois

Caña de cordero asada

4 cañas de cordero
Sal y pimienta al gusto
2 cucharadas de hierbas secas de Provenza
4 cabezas de ajo picadas por la mitad
4 cebollas, peladas y picadas
1 taza de vino blanco
1 taza de caldo de pollo, de res o de otra carne
2 filetes de anchoas picados
Una pizca de limón
Perejil picado y rodajas de limón para la decoración

Caliente el horno a 400°F. Espolvoree las cañas con sal y pimienta y las hierbas de Provenza. Ponga las cañas en una cazuela de hornear y tápelas. Hornéelas de 30 a 40 minutos. Sáquelas del horno; vierta el líquido que soltaron en una cazuela y guárdelo.

Añada el ajo, las cebollas, el vino blanco, el caldo, las anchoas y el limón a las cañas en la cazuela de hornear y tápelas. Reduzca la temperatura del horno a 325°. Hornee de nuevo por hora y media.

Mientras tanto, quítele la grasa al líquido que separó, póngalo a fuego lento hasta que el líquido se reduzca 1/4 respecto de su tamaño original. Añada este líquido concentrado a la cazuela de hornear.

Verifique el sabor de la sal y la pimienta a su gusto y sírvalo adornado con el perejil picado y las rodajas dc limón.

Da cuatro porciones

Charlie Socher es oriundo de Chicago y fue profesor de Economía. En 1981 se mudó a París para ejercer la carrera de cocinero. Allí hizo de aprendiz en muchos restaurantes famosos, inclusive en dos restaurantes ganadores de medallas Michelín. Regresó a Chicago, donde se unió al personal de cocina de restaurantes tales como Ambria, The Chardonnay, Chez Chazz, Brett's y Zaven's. En 1997 inauguró el Café Matou, el cual ha recibido muy buenas críticas del Chicago Tribune, Bon Appétit, *la revista* Chicago *y* Gault-Millau.

Franklin Becker, Capitale en Nueva York

Sopa de coliflor y puerro

2 cabezas de coliflor
3 puerros (parte blanca solamente)
2 dientes de ajo
1/2 taza de *ghee* o mantequilla clarificada
2 cucharaditas de polvo curry
Sal y pimienta al gusto

Corte la coliflor y los puerros en pedazos del mismo tamaño y póngalos en una cazuela junto con el ajo. Añada suficiente agua para cubrir los vegetales. Hiérvalos, reduzca el fuego y déjelos cocinar a fuego bien bajito por una hora.

Mientras tanto, en una cazuela pequeña, derrita a fuego mediano el *ghee* o mantequilla clarificada. Añádale el polvo curry y quítelo del fuego asegurándose de no quemar el curry. Páselo por un colador finito y mantenga caliente.

Añada los vegetales a una licuadora, separando el agua en la cual se cocieron. Añada un poco de esta agua a los vegetales en la licuadora hasta que estén muy suaves. Cuando aún estén licuándose añada la mantequilla con curry a esta mezcla. Sazone al gusto con sal y pimienta y ajuste la consistencia de la sopa si es necesario, añadiéndole más líquido.

Sírvase caliente con pedacitos de batata, boniato o

camote fritos, si se desea para disfrutar un contraste de sabores.

Da ocho porciones

Después de graduarse del Instituto Culinario de América, Franklin Becker trabajó como chef en los restaurantes Mesa Grill, The Penn Club y James Beard House. Fue jefe de cocina de Local, donde tanto él como sus obras recibieron opiniones entusiastas de los medios de comunicación y de los críticos. Fue el cocinero personal del magnate de la compañía Revlon, Ronald O. Perelman. En estos momentos es jefe de cocina de Capitale, un restaurante en la ciudad de Nueva York.

Bob Waggoner, Charleston Grill en Charleston, Carolina del Sur

Sopa fría de tomate tipo heirloom y queso de cabra

8 1/2 tomates amarillos, picados en cuatro
3 o 4 cebollas picadas en cuatro partes
2 1/2 tazas de chalotes
7 dientes de ajo
3 o 4 tazas de *verjus* (jugo de uvas sin madurar) de Napa Valley; si no, 1/4 de taza de jugo de limón
1 3/4 cucharada de sal *kosher*
1 1/4 cucharada de pimienta blanca, recién molida
3 o 4 pimientos amarillos sin las semillas, picados
1/3 de taza de aceite de oliva
1 libra de queso de cabras desmenuzado
1 racimo de cilantro para adorno
1 pepino sin semilla y picado pequeño para adorno

En un tazón grande combine los tomates, las cebollas, los chalotes, el ajo, el *verjus* o jugo de limón, la sal, la pimienta y los pimientos. Ponga estos ingredientes poco a poco en la procesadora.

Cuando los vegetales hayan sido mezclados, poco a poco añádales el aceite de oliva. Póngalo en el refrigerador y enfríe por una hora. Cuando esté listo para servir, sírvalo en platos de sopa y échele el queso de cabra por encima. Decore con el cilantro y el pepino.

Da veinte raciones

Prosciutto de Parma con queso de cabras, pacanas asadas y brotes de girasol con un aderezo de vinagre de jerez y aceite virgen de pacanas

ADEREZO

1/3 de taza de vinagre de jerez
2 onzas de aceite de pacanas virgen

ENSALADA

12 lonchas finas de jamón *prosciutto*
3 onzas de queso de cabras, desmenuzado
2 cucharadas de pacanas asadas
20 a 24 brotes de girasol
Brotes de cebollinos para decoración

En una cazuela hierva el vinagre a fuego medio-alto. Baje el fuego hasta que el vinagre se reduzca a una consistencia de sirope. Quítelo del fogón y poco a poco échele el aceite de pacana, batiéndolo.

Usando un molde en forma de anillo, póngale *prosciutto* de manera que la mitad cuelgue por fuera del molde. En el centro ponga la mitad de las pacanas, el queso y algunos de los brotes de girasol. Rocíele por arriba una cucharada del aderezo. Cúbralo con la parte del *prosciutto* que estaba fuera del molde para que forme una bolsita.

Distribuya el resto de los brotes de girasol alrededor del plato en un círculo. Termine salpicando las pacanas y el aderezo restantes. Decórelo con los brotes de cebollinos.

Da dos porciones

Camarones salteados y calabaza tipo pattypan en perejil, limón y mantequilla con ajo

2 cucharadas de aceite de oliva
10 camarones grandes pelados y limpios
Sal y pimienta blanca recién molida
8 calabazas tipo *pattypan* cortadas en cuatro
1 chalote bien picadito
2 dientes de ajo bien picaditos
1/2 limón exprimido
1/2 taza de vino blanco
3 cucharadas de mantequilla sin sal
2 cucharadas de perejil picado

En una sartén mediana caliente el aceite de oliva y añada los camarones, la sal y la pimienta al gusto y cocine 30 segundos por cada lado. Quítelos de la sartén.

Añada las calabazas a la sartén y cocine por 1 o 2 minutos, según su tamaño. Añada los chalotes picados y el ajo. Cocine otros 20 segundos sin dorar. Retire los vegetales de la sartén.

Añada el vino blanco, y con una espátula de madera revuélvalo bien en la sartén. Espere a que se reduzca a la mitad. Quítelo del fuego y échele, batiéndolos, la mantequilla y el perejil.

Añada de nuevo los camarones y los vegetales a la sartén y cocínelo todo por 30 segundos. Sírvase inmediatamente.

Da dos porciones

Bob Waggoner nació en California y ha sido chef en varios magníficos restaurantes, tanto en los Estados Unidos como en Francia y en Venezuela. En 1988 fue el primer estadounidense en abrir su propio restaurante en Francia, el muy aclamado Le Monte Cristo. Waggoner ha aparecido en muchos programas de radio y televisión demostrando sus recetas, que combinan ingredientes inusuales con técnicas clásicas.

Michel Richard, Citronelle en Washington, D.C.

Sopa de frijoles negros a lo St. Tropez-Santa Fe con puré de albahaca

1 1/2 taza de frijoles negros, escogidos y enjuagados
12 tazas de agua (y un poco más para remojar los frijoles)
1 cebolla grande pelada y picada
6 dientes de ajo pelados y picaditos
Sal y pimienta fresca al gusto
1/3 de taza de aceite de olivo
4 dientes de ajo pelados
1 1/2 taza o aproximadamente 1vonza de hojas de albahaca
6 onzas de judías verdes, ejotes, porotos verdes, o chauchas, sin las puntas y picados diagonalmente en pedazos de 1 pulgada (como 1 1/2 taza)
2 calabacines pequeños (de 8 onzas) con los bordes recortados y picados en cuadritos de 1/2 pulgada
8 hojas de albahaca fresca, en tiritas para la decoración

La noche anterior ponga los frijoles en una cazuela grande y añada suficiente agua para cubrirlos, más dos pulgadas adicionales. Tápelos y déjelos remojar toda la noche a temperatura ambiental.

Escurra los frijoles y vuélvalos a poner en la misma cazuela. Añada 12 tazas de agua, la cebolla y el ajo, y déjelos hervir, quitándole cualquier espuma con una espumadera. Baje el fuego y cocine a fuego muy lento hasta que los frijoles estén suaves, como 2 horas y media, revolviendo de vez en cuando. Añada agua si lo necesita; si le sobra siga cocinando hasta que se reduzca. Debe de tener la consistencia de sopa minestrone. Sazone con sal y pimienta.

Mientras tanto ponga el aceite, el ajo y la albahaca en una mezcladora y bata hasta que la mezcla esté suave, parando de vez en cuando y limpiando con una espátula los lados de la procesadora, para que todo quede bien mezclado. Sazone con sal y pimienta.

Ponga papel toalla en una vasija plana con ranuras. Hierva agua en una cazuela grande y cocine las judías verdes, ejotes, porotos verdes, o chauchas por 3 minutos. Añada los calabacines hasta que las judías verdes, ejotes, porotos verdes, o chauchas estén tiernas, como 2 minutos más. Escurra y enjuague los vegetales en agua fría y póngalos en la vasija plana. Sazone con sal y pimienta.

Para servir, vuelva a hervir los frijoles, añada 3/4 partes de los vegetales y todo el puré de la procesadora (mezcladora) revolviéndolos. Sirva con un cucharón en cuatro platos de sopa. Divida los vegetales restantes sobre cada plato de sopa y decórelo con las tiritas de albahaca.

Da cuatro porciones

En 2002 Michel Richard y el restaurante Citronelle recibieron un premio doble en la ceremonia de los premios a los restaurantes y a la hospitalidad de la capital. Richard ganó el Premio de Chef del Año y Citronelle fue escogido como el mejor restaurante de Buena Mesa. Esta doble victoria nunca había sido lograda anteriormente.

Tory McPhail, Commander's Palace en Nueva Orleáns, Luisiana

Costilla de ternero Tchoupitoulas

3 cuartos de galón de caldo de ternera
1/3 de taza de vinagre
1/3 de taza de miel
1 cucharada de granos de pimienta verde fresca (empacada en salmuera) enjuagada
1 pimiento rojo asado, cortado en cubitos
Sal *kosher* y pimienta negra molida al gusto
1 cucharada de mantequilla
6 costillas de ternera, cada una de 12 a 14 onzas y de 1 1/4 a 1 1/2 pulgadas de ancho
Su aderezo *creole* favorito al gusto
2 cucharadas de aceite vegetal

En una cazuela grande caliente el caldo de ternera justo hasta que hierva, y desnate cualquier impureza que suba a la superficie. Baje el fuego a bien bajito para reducir el caldo. Desnate de vez en cuando y cocine durante 1 hora y cuarto a 2 horas y cuarto, hasta que logre una consistencia tipo salsa. Le quedarán de una a dos tazas de caldo reducido a consistencia de salsa. Páselo por un colador finito y póngalo a un lado.

En una cazuela pequeña combine el vinagre y la miel, y caliente a fuego alto, batiendo constantemente hasta que hierva y entonces baje el fuego a bien bajito y cocine por 10 a 15 minutos, o hasta que esta mezcla se reduzca a la mitad. Añada el caldo reducido, hiérvalo y desnátelo si es necesario. Baje el fuego y cocínelo bien bajito hasta que adquiera una consistencia espesa, (si mete una cuchara en esta salsa se le adhiere a la misma) como 10 a 15 minutos. Añada la pimienta verde y los cubitos de pimiento rojo, sazone con sal y pimienta y añada la mantequilla, revolviendo la mezcla. Póngala aparte y manténgala tibia.

Las costillas de ternera deben de estar a temperatura de ambiente. Ponga una sartén de hierro a fuego alto. Sazone generosamente las costillas con sazón de carne tipo *creole*. Eche la mitad del aceite en la sartén hasta que esté bien caliente, 2 o 3 minutos, y ponga 3 costillas en la sartén. Cocínelas 4 o 5 minutos, hasta que estén doradas. Vire las costillas y cocínelas 4 o 5 minutos más, para que queden de término medio a crudas. (Para costillas de este espesor cocínelas de $3^1/_2$ a 4 minutos por cada lado para que queden crudas, 4 a 5 minutos para que queden de término medio a crudas, 6 a 7 minutos para término medio, 8 a 9 minutos para término medio a bien cocinadas, y 10 minutos para bien cocinada). Manténgalas calientes. Añada el aceite a la sartén y cocine las costillas que quedan. Sírvalas con un poco de salsa por arriba.

Cuando se reduce una salsa como la de esta receta, nunca la deje hervir. Bájela a fuego muy bajito, siempre retirando las impurezas que suban a la superficie. Dependiendo del tipo de caldo, el tiempo de la reducción y el resultado variará. No la reduzca demasiado porque la salsa se volverá amarga.

Sazone siempre al final, no al principio. Los granos de pimienta fresca harán que la salsa se torne picante. Al reducir la salsa se volverá más salada. Enjuague bien la salmuera de los granos de pimienta antes de añadirlos a la salsa. Esta salsa se puede mantener hasta 10 días en el refrigerador.

Los cocineros profesionales aprenden a juzgar cuán cocinada está una carne por el tacto. Si usted presiona un dedo en una carne que está medio hecha o cruda, ésta responde rebotándole un poco. Cuanto más se cocine la carne, más firme se sentirá, o sea, que rebotará menos.

Las costillas saben especialmente sabrosas cocinadas en la parrilla.

Da seis porciones

Desde 1880 el restaurante Commander's Palace ha sido un punto de referencia en la ciudad de Nueva Orleáns, conocido por su magnifica comida, ganador de numerosos premios y por el buen servicio suministrado por la familia Brennan. El Commander's Palace es famoso por lograr que su cena sea una experiencia única. Por quince años consecutivos, la guía de restaurantes Zagat's ha clasificado al Commander's Palace como el restaurante más popular y la Fundación James Beard lo galardonó con el Premio al Restaurante más Sobresaliente.

Jesse Cool, Flea Street Café en Menlo Park, California

Puerco asado con jengibre y puré de ñame y tomates recién calentados, aceitunas y alcaparras

2 libras de costillas de puerco
Sal y pimienta al gusto
10 dientes de ajo
1/4 de taza de jengibre rayado
1 1/2 tomate sin semillas
1/4 de taza de aceite de oliva extra virgen
1/2 taza de aceitunas negras sin semillas, preferiblemente *kalamata*
3 cucharadas de alcaparras
1/4 de taza de vino de Oporto
Sal y pimienta al gusto

Caliente el horno a 500°F. Ponga las costillas en un tazón mediano y échele 2/3 del ajo, el jengibre y bastante sal y pimienta. Póngalo en un molde de hornear grueso y hornee por una hora.

Reduzca el calor del horno a 375°F y hornee por una hora más hasta que la carne esté muy dorada y crujiente. Póngala en una bandeja grande.

Mientras tanto, junte el resto de los ingredientes. Cuando el puerco esté caliente, en una cazuela de tamaño de dos cuartos de galón, añada el aceite de oliva y el ajo restante y cocine por un minuto a fuego mediano. Añada las aceitunas, las alcaparras, los tomates picados y el vino oporto. Cocine a fuego lento por 5 minutos. Vierta la salsa sobre el puerco.

Da cuatro porciones

Ñames majados (puré) con jengibre

1 1/2 libra de ñames, batatas o camotes
1/8 de taza de jengibre rayado
2 onzas de mantequilla
2 cucharaditas de tomillo fresco picadito
1 taza de suero de leche
Sal y pimienta al gusto

Pele, cocine y maje los ñames. Añada los ingredientes restantes. Sazone con sal y pimienta.

Da cuatro porciones

Jesse Cool comenzó en el negocio de los restaurantes hace 30 años con su restaurante orgánico e innovador: Late for the Train. Su dedicación apasionada a los productos orgánicos y su personalidad afectuosa, tanto con su familia como con su comunidad, se transmite a través de sus dedicados empleados y sus restaurantes. Jesse Cool ha recibido el Premio de Medio Ambiente de Menlo Park en 2001, y en el 2002 el Premio de la Asociación Nacional de Mujeres Empresarias (NAWBO), dedicado a las 100 mujeres empresarias más sobresalientes.

Tom Douglas, Dahlia Lounge, Etta's Seafood y Palace Kitchen en Seattle, Washington

Ensalada sabrosa de atún de Tom con panqueques de trigo integral y cebollinos

El éxito de este plato depende de la calidad del atún. Asegúrese de que lo compra de un vendedor de confianza, uno que venda mucho pescado. Si está comprando en un mercado japonés pida que le den atún de calidad para hacer *sashimi*. Use el atún inmediatamente o guárdelo en el refrigerador muy bien envuelto en plástico, o en una bandeja de hielo hasta un día como máximo.

12 onzas de atún de calidad para hacer *sashimi*
$^{1}/_{3}$ de taza de cebollinos cortados en redondeles
1 paquete de $2^{1}/_{3}$ onzas de brote de rábanos *kiware*
(o $^{1}/_{3}$ de taza de brotes de soja frescos)
$^{1}/_{3}$ de taza de hojas de cilantro fresco
2 cucharaditas de semilla de sésamo tostadas
9 cucharadas de salsa de sake (receta a continuación)
4 cucharaditas de aceite de maní
1 cucharadita de aceite de sésamo
$^{1}/_{2}$ cucharadita de aceite de chile
Panqueques de cebollinos (receta a continuación)

Corte el atún en lonchas de $^{1}/_{8}$ de pulgada de ancho. Póngalas en un tazón con los cebollinos, la mitad de los brotes, el cilantro y las semillas de sésamo.

Añada la salsa de sake. La salsa debe de estar fría para que no cocine el atún crudo. Revuélvalo todo delicadamente. Rocíe con los aceites (de maní, de sésamo y de chile) y vuelva a revolver delicadamente. Es mejor servir esta ensalada inmediatamente, no es algo que deba marinar, ya que eso "cocina" el atún.

Sirva iguales cantidades de la ensalada en cuatro platos. Rocíe el aderezo restante del tazón alrededor de los platos. Corte cada panqueque en 6 pedazos en forma de cuña y divídalos entre los cuatro platos. Adorne con los brotes restantes. También puede añadir un pedazo de lima, *wasabe tobiko* o *wasabe*, y jengibre encurtido como decoración.

Da cuatro porciones

Salsa de sake

1/2 taza de sake
1/4 de taza de salsa de soja
1/4 de taza de vinagre de vino de arroz
1 chile serrano pequeño sin semillas y picadito
1/4 de cucharadita de ajo picadito
1 cucharada de cebollinos picaditos

Mezcle todo en un tazón pequeño y déjelo asentarse 20 minutos o más.

Da una taza

Panqueques de trigo integral y cebollinos

(Los panqueques de cebollinos sin cocinar se mantienen un día en el refrigerador si están bien envueltos en plástico. También se pueden cocinar el día anterior, mantenerlos a temperatura ambiente y recalentarlos en un horno a 350°F por 5 minutos).

1 huevo grande
2 cucharaditas de aceite de sésamo
4 tortillas de trigo de 8 pulgadas
2 cucharaditas de semillas de sésamo tostadas
1/3 de taza de cebollinos picaditos
1 cucharada de aceite vegetal, o más si es necesario

En un tazón pequeño, bata el huevo ligeramente con el aceite de sésamo. Extienda esta mezcla por las tortillas y luego rocíe dos de ellas con los cebollinos y las semillas de sésamo. Pegue las dos tortillas juntas y apriete para que sellen. Caliente 1 cucharada de aceite vegetal en una sartén a fuego mediano. Añada un panqueque a la sartén y cocine hasta que esté dorado por ambos lados, como dos minutos por cada lado. Repita con el panqueque restante. Manténgalos tibios hasta servirse.

Da dos panqueques

Tom Douglas ha recibido numerosos honores, incluyendo el Premio James Beard como mejor chef del noroeste de los Estados Unidos en 1994 y el de Mejor Libro de Cocina Estadounidense en el año 2000 (Tom Douglas's Seattle Kitchen). Douglas comenzó con el aclamado Café Sport en 1984, y desde entonces ha ayudado a definir el estilo de cocina del noroeste estadounidense, conocido como Pacific Rim Cuisine. Su primer restaurante fue Dahlia Lounge, seguido por Etta's Seafood y Palace Kitchen, el cual fue nominado como Mejor Restaurante Nuevo en 1997 por la Fundación James Beard. Tom Douglas ha lanzado recientemente una línea de productos comestibles especializados.

Sheri Davis, Dish en Atlanta, Georgia

Sopa fría de pepino

1/2 cebolla roja picadita
Sal de mar y pimienta blanca fresca recién molida, al gusto
1 libra de pepinos tipo limón o cualquier pepino, troceados
2 libras de pepinos orgánicos, pelados y con las puntas cortadas
1/4 de taza de aceite de semilla de uva
1 limón exprimido

Ponga la cebolla roja en una sopera grande y sazone con sal y pimienta blanca. Añada el pepino tipo limón a la sopera. Pase los pepinos orgánicos por un extractor de jugo y después transfiéralos a una mezcladora. Poco a poco añada el aceite de semillas de uva y el jugo de limón, haciendo una especie de caldo con el jugo de pepino.

Vierta el jugo mezclado y el aceite a la sopera; sazone al gusto. Sirva esta sopa fría. Si quiere variarla, puede servirla con camarones asados a la parrilla, con flores de calabaza rellenas de cangrejos de río o cigalas, con una ensalada *burnet* o croquetas de salmón.

Da cuatro porciones

Pargo salteado con vegetales asiáticos y aderezo (vinagreta) de sésamo

2 tazas de agua

1/4 de taza de jengibre en tiritas finitas

4 cucharaditas de aceite de oliva, divididas en dos

4 pedazos de pargo de 6 onzas cada uno

Sal y pimienta al gusto

2 tazas de setas *shiitake*

6 cabezas pequeñas de *bok choy* (vegetal asiático de tallo blanco y hojas verdes)

1 taza de rábano o *daikon* (rábano asiático largo y blanco) cortado en tiras

Vinagreta de sésamo (receta a continuación)

En una cazuela pequeña mezcle el agua con el jengibre e hiérvalo. Mientras, en una sartén grande, caliente 2 cucharaditas de aceite de oliva, sazone el pargo con sal y pimienta y añádalo a la sartén. Dórelo por afuera y cocínelo 2 minutos, luego voltéelo y cocínelo por dos minutos más. Quítelo del fuego y manténgalo templado.

Eche las dos cucharadas de aceite de oliva a la sartén; sofría las setas *shiitake* hasta que estén tiernas. Añada el *bok choy* y el *daikon* o los rábanos. Usando una espumadera saque el jengibre del agua hirviendo y añádalo a la sartén con 1/4 de taza del agua del jengibre, permitiendo que el agua cocine el *bok shoy* al vapor.

Para servir, divida los vegetales entre 4 platos,

rocíelos con el aderezo de sésamo y ponga un pedazo de pargo sobre los vegetales.

Da cuatro porciones

Vinagreta de sésamo

1 taza de agua
1/4 de taza de salsa de soja
3 cucharadas de salsa de soja dulce
1 onza de semillas de sésamo tostadas
2 cucharadas de vinagre de jerez
Bata todos los ingredientes juntos

Da una taza y media

Atún Ahí rebozado con tomillo a las algas y al chile dulce

1/4 de taza de salsa de soja
3 cucharadas de salsa de soja dulce
3 cucharadas de vinagre de jerez
4 cucharadas de aceite de oliva, dividido (más un poco extra para sazonar el pescado)
1 chalote picadito
1 cucharada de jengibre picado
8 onzas de lomo de tuna tipo *Ahí* (de aleta amarilla)
1/4 de taza de tomillo fresco
1/4 de taza de salsa de ajo con chile dulce
1 taza de ensalada de algas

En un tazón combine la salsa de soja, el vinagre, 3 cucharadas de aceite de oliva, el chalote y el jengibre. Déjelo aparte. Caliente una sartén de hierro sobre fuego alto. Mientras la sartén se calienta, sazone el atún con sal y pimienta. Frote el pescado con un poco de aceite de oliva y cúbralo con tomillo. Cuando la sartén esté muy caliente, añada una cucharada de aceite de oliva y el pescado. Usando pinzas vire el pescado para que se dore por todos lados, pero dejando el centro muy crudo. Quite el atún del fuego y córtelo en rodajas finas.

Para servirlo, ponga una cucharada de salsa de ajo con chile dulce en el centro de cada plato y póngale arriba $^{1}/_{4}$ de taza de ensalada de algas. Arregle el atún sobre la ensalada de algas. Rocíe con la mezcla de salsas de soja por encima.

Da cuatro porciones de aperitivo

Sheri Davis comenzó su carrera en Milwaukee, Wisconsin, en el restaurante Sanford, el cual fue premiado por la Fundación James Beard. Después de trabajar en el Quilted Giraffe y Le Bernadin en la ciudad de Nueva York, se mudó a Atlanta, Georgia, donde ocupó puestos altos en Brasserie Le Coze y Harvest. Luego se unió a Bryan Wilson para abrir Dish en Atlanta, el cual ha ganado numerosos premios y honores en las revistas Bon Appétit *y* Atlanta *y en la guía de restaurantes Zagat's, así como en muchas otras publicaciones.*

Dominic Galati, Dominic's en Saint Louis, Missouri

Pechuga de pollo a la Gina

4 pechugas de pollo deshuesadas, cortadas en dos a lo largo y machacadas finitas
1/2 taza de harina de trigo integral
Sal y pimienta al gusto
3 cucharadas de mantequilla
3 cucharadas de aceite de oliva virgen
3 onzas de queso *fontina* cortado en tiras
3 onzas de jamón *prosciutto* picado
4 cucharadas de salsa de tomate
4 cucharadas de caldo de pollo
4 cucharadas de vino blanco seco
1 cucharada de perejil picado para adornar

Caliente el horno a 325°F. Reboce el pollo levemente con la harina y sazone con sal y pimienta. Derrita la mantequilla y el aceite de oliva juntos en una sartén a prueba de horno a fuego bajo; añada las pechugas de pollo y dórelas levemente. Ponga una loncha de queso y una de prosciutto arriba de cada pechuga. Añada la salsa de tomate, el caldo de pollo y el vino a la sartén y caliéntelo todo levemente.

Transfiera la sartén al horno y caliente hasta que el queso se derrita y la salsa se espese un poco. Sírvalo en un plato cubierto con salsa y decorado con perejil picado. Se puede acompañar con setas, guisantes o espárragos.

Da cuatro porciones

Oriundo de Sicilia, Dominic Galati comenzó haciendo trabajos de baja categoría en el negocio de los restaurantes y ascendió en ese mundo por su propia cuenta. Él y su esposa Jackie abrieron Dominic's en 1971. Es un restaurante especializado en cocina tradicionalmente italiana. Entre los premios y honores que Dominic's ha recibido a través de los años están el Premio Salón de la Fama, el Premio DiRona (recibido anualmente desde 1977), la categoría de Cuatro Diamantes AAA, y un Premio Internacional de Excelencia en 1999. Los lectores de la revista Condé Nast Traveler *lo escogieron como uno de los dos mejores restaurantes italianos en el país.*

Tom Rapp, États Unis en Nueva York

La salsa de vegetales de Jorge para pescado

1 pimiento rojo
1 berenjena pequeña sin la piel y cortada en trozos grandes
Aceite de oliva
Sal y pimienta al gusto

2 filetes de pescado (tales como *halibut*, pargo, o pez espada) de 6-8 onzas cada uno.
1 cebolla amarilla mediana, pelada y picada en pedazos de una pulgada.
2 dientes de ajo pelados y picados
1/4 de taza de perejil picado
1/4 de taza de hojas de albahaca fresca
1/2 limón exprimido

Caliente el horno a 400°F. Aceite los pedazos de pimiento y de berenjena; póngalos en una bandeja plana y ase los pimientos por 10 minutos hasta que la cáscara esté dorada, y la berenjena hasta que esté cocinada completamente, virándola una vez. Saque el recipiente del horno. Cuando esté frío quítele la cáscara, el tallo y las semillas del pimiento y píquelo en pedazos que midan 1/2 pulgada por una pulgada. Ponga el pimiento y la berenjena en un tazón mediano.

Frote el pescado con aceite, sal, y pimienta y póngalo en una cazuela a prueba de horno forrada con papel de aluminio.

Áselo aproximadamente de 12 a 15 minutos, según el espesor del pescado. Mientras tanto, sofría la cebolla en aceite de oliva hasta que esté suave, pero aún no dorada. Póngala en el tazón con el pimiento. En la misma cazuela dore el ajo; añada el perejil y las hojas de albahaca hasta que las hojas estén marchitas. Añádalo a la mezcla de pimienta, berenjena y cebolla. Sazone los vegetales con sal y pimienta al gusto y añada más aceite de oliva y el jugo de limón.

Al servir, ponga cada pedazo de pescado en un plato y cúbralo con los vegetales. Un aguacate maduro cortado con tomates pequeños y una vinagreta de vino tino sería un magnifico acompañante.

Da dos porciones

Tom Rapp es graduado en Historia y Arquitectura. La cocina se convirtió en un pasatiempo que le apasionó cuando "descubrió" el arte de la cocinera Julia Child en 1963. Abrió su primer restaurante, États-Unis, en 1992 con su hijo Jonathan. États-Unis ha recibido reconocimiento nacional por su estilo íntimo y un menú que cambia a diario.

Francis Perrin, Frederick's Restaurant en San Antonio, Texas

Filete mignon con salsa de pimienta verde y flan de setas silvestres

FLAN DE SETAS SILVESTRES

1 cucharadita de mantequilla clarificada o *ghee*
1/2 cucharadita de ajo picadito
1 onza de setas *shiitake* picadas
1 onza de setas *chanterelle* picadas
1 onza de setas comunes

2 cucharadas de vino blanco
3 huevos
2 tazas de crema

Salsa de pimientos verdes

1 cucharada de pimienta verde en grano
1 onza de coñac
1 onza de vino de Oporto
1 onzas de vino de Madeira
3 onzas de vino tinto *cabernet*
5 onzas de caldo de ternera
5 filetes de rcs de corte de centro (filete *mignon*) de 8 onzas cada uno

Caliente el horno a 350°F. Caliente un asador para la carne. Para preparar el flan: caliente una sartén a fuego mediano. Añada la mantequilla clarificada y sofría el ajo en la mantequilla por 30 segundos. Añada las setas y sofría por dos minutos más. Añada el vino blanco y permita que esta mezcla de ingredientes se reduzca hasta que esté un poco húmeda. Quítela del fuego.

En un tazón mediano bata los huevos con la crema. Añada las setas y mezcle todo bien.

Con aceite en atomizador, rocíe tres tazas a prueba de horno de tres onzas cada una y divida la mezcla entre las tres. Póngalas al baño maría y en el horno por 40 minutos.

Mientras, prepare la salsa para el filete *mignon*: flambee los granos de pimienta con todo el licor y redúzcalo a aproximadamente 2 onzas. Añada el caldo de ternera y hiérvalo. Retírelo a un lado.

Ponga sal y pimienta en la carne de res y cocínela en el asador hasta que llegue a un punto mediano.

Da cinco porciones

Sopa de calabaza tipo butternut

1 calabaza tipo *butternut*, pelada, sin las semillas, y picada en trozos cuadrados.
2 tiras de tocineta, picada
1 cebolla pequeña, picada
1/3 de taza de zanahoria picada
2 cuartos de galón (8 tazas) de caldo de pollo
1 pizca de nuez moscada
1 pizca de canela
1 pinta de crema
Sal y pimienta al gusto

En una cazuela grande, fría la tocineta por 3 minutos. Añada la cebolla y las zanahorias y sofría hasta que la tocineta esté crujiente. Añada la calabaza y el caldo de pollo y todas las especias. Hierva a fuego mediano por 45 minutos y hágalo puré en una mezcladora. Páselo por un colador fino y vuélvalo a colocar en el fuego. Añada la crema, hiérvalo de nuevo y añada sal y pimienta al gusto.

Da seis porciones

El chef Francis Perrin nació y se crió en Suiza, donde a los 19 años de edad fue alumno de la escuela culinaria en Neuchâtel. Al principio de su carrera el chef Perrin viajó por Europa trabajando en los mejores restaurantes. A finales de los años 1970 fue a Washington y trabajó en Rive Gauche, Tiberio y Jean Pierre. Cuando hizo amistad con Frederick Costa los dos se fueron a San Antonio, Texas, a abrir el popular restaurante L'Etoile. Para unir a sus dos patrias abrieron Frederick's en el verano del 2000. Perrin tiene un enfoque clásico sobre la preparación culinaria que abarca lo mejor de la comida asiática y la francesa.

Rick Bayless, Frontera Grill y Topolobampo en Chicago, Illinois

Ceviche clásico

1 libra de pargo, *halibut*, róbalo o filetes de otro pescado de mar, cortado en pedazos de 1 1/2 pulgada
1 1/2 taza aproximadamente de jugo de lima
1 cebolla mediana, picada en pedazo de 1/4 de pulgada
1 libra de tomates (2 medianos-grandes redondos o 6 a 8 más pequeños) picados en pedazos de 1/4 pulgada
Chiles verdes picantes al gusto (aproximadamente 2 o 3 serranos o 1 o 2 jalapeños) con el tallo cortado, las semillas removidas y picaditos
1/3 de taza de cilantro fresco, más unas hojas para la decoración
1/3 de taza de aceitunas sin semilla (escoja tipo manzanillo si quiere un sabor típico mexicano)
1 o 2 cucharadas de aceite de oliva, preferiblemente extra virgen (esto es opcional, pero lo recomendamos para que le de una apariencia brillante)
Sal
3 cucharadas de jugo de naranja
1 o 2 aguacates pequeños maduros pelados, sin hueso y picados. Tostada de trigo integral, *chips* de tortilla o galletas marca *Triscuit*® para servir

Para marinar el pescado: en un tazón de 1 1/2 cuartos de galón de cristal o acero inoxidable combine el pescado, el jugo de lima y la cebolla. Necesitará suficiente jugo para cubrir el pescado y permitirle que flote libremente, ya que si hay poco jugo el pescado no queda "cocinado" de forma pareja. Cubra y refrigere por 4 horas hasta que al picar un pedazo de pescado este no se vea crudo. Páselo por el colador y escurra el jugo de lima.

Mezcla de los otros ingredientes: en un tazón grande mezcle los tomates, los chiles, el cilantro, las aceitunas y el aceite de oliva (opcional). Añada el pescado, pruébelo y sazone con sal, más o menos 3/4 de cucharadita y el jugo de naranja o azúcar (el dulzor del jugo de naranja o el azúcar balancea lo fuerte y picante del ceviche).

Si no lo va a servir inmediatamente, cúbralo y refrigérelo. Antes de servir el ceviche agregue el aguacate con mucho cuidado de no romper los pedazos. Para servirlo tiene varias opciones: ponga el ceviche en una vasija agrande y deje que las personas lo pongan en platos individuales para comerlos con pedacitos de tortillas, tostada de trigo integral o galletas *Triscuit*®; sirva pequeños platos de ceviche (es muy decorativo poner una hoja de lechuga o lechuga *frisée* en cada plato debajo del ceviche) y sirva *chips* de tortilla, tostadas de trigo integral o galletas marca *Triscuit*® al lado. También puede colocar el ceviche sobre tostadas y pasarlo alrededor para sus huéspedes. Independientemente del modo que escoja para presentarlo, decore el ceviche con hojas de cilantro antes de que ponerlo en el "centro del escenario".

Para adelantar el trabajo puede marinar el pescado un día antes. Después de 4 horas, cuando esté "cocinado", escúrralo, para que no adquiera demasiado sabor a lima. Para un sabor más fresco, no le añada los condimentos hasta un par de horas antes de servirlo.

Como aperitivo da ocho porciones; como tentempié, 12.

Frijoles mexicanos

FRIJOLES CON CALDO

1 libra (como 2 1/2 tazas) de frijoles secos (cualquier color que usted desee: negros, rojos, blancos o de pintas)
2 cucharadas de manteca de puerco (o grasa de tocineta o de chorizo) o aceite vegetal
1 cebolla mediana cortada
1 ramita de epazote fresco (opcional, pero delicioso, especialmente con frijoles negros)

PARA CONVERTIR LOS FRIJOLES CON CALDO A FRIJOLES REFRITOS

1/4 de taza de aceite vegetal o manteca de puerco (o una de las otras opciones que le dimos antes)
1 cebolla mediana picada
4 dientes de ajo pelados y picados

Aproximadamente 3/4 de taza (3 onzas) de queso mexicano fresco, otro tipo de queso que se desmenuce, como el queso farmer, o feta, para decoración.

Para preparar los frijoles hervidos simples (frijoles de olla), aunque en los Estados Unidos los frijoles se venden muy limpios, es siempre una buena idea echarlos en una bandeja de horno y quitarles cualquier piedra o residuo que puedan tener; póngalos en un colador y lávelos.

Eche los frijoles en una cazuela de 4 a 6 cuartos de galón (preferiblemente una de barro mexicana o una cazuela pesada, como una hecha de hierro). Vierta en ella 2 1/2 cuartos de agua (10 tazas) y quítele cualquier fríjol que flote (estos son los que no se han formado por completo). Añada la grasa o el aceite, la cebolla y el epazote (opcional). Hiérvalo fuertemente y baje el fuego a bajo-medio para que el líquido se mantenga hirviendo suavemente; si no lo hace así, los frijoles se romperán durante la cocción. Cúbralo con una tapa pero no por completo, sino ponga la tapa de medio lado (las ollas mexicanas no necesitan taparse, su diseño se encarga de mantener el calor parejo y de controlar la evaporación) y deje que se vayan cociendo suavemente, añadiendo agua si es necesario para mantener el nivel del líquido siempre igual hasta que los frijoles estén tiernos, aproximadamente 2 horas.

Añada 1 1/2 cucharadita de sal y cocine bien bajito por 15 minutos más para que la sal se absorba, pruébelo y añada más si lo cree necesario. Los frijoles están listos para servir en tazones pequeñas o para hacer puré y freírlos.

Para preparar los frijoles refritos coloque un colador sobre un tazón o una ensaladera grande. Vierta los frijoles en él y bote el epazote si lo usó. En una sartén pesada, preferiblemente antiadherente de 12 pulgadas, caliente el aceite u otra grasa a fuego mediano. Añada la cebolla y cocine durante 7 u 8 minutos revolviendo a cada rato hasta que esté bien dorada. Añada el ajo y cocínelo hasta que huela su fragancia, como 1 minuto. Ahora comience a echar los frijoles a la sartén poco a poco, batiendo con un majador de madera hasta que los frijoles se vuelvan un puré grueso. Cuando todos los frijoles hayan sido majados, añada un poco de caldo para darle la consistencia de puré de papas. Esta versión de frijoles refritos que no es tan pesada se continuara espesando cuanto más se cocine y también cuando se enfríe en la mesa.

Pruebe los frijoles y sazónelos con sal adicional si es necesario. Sírvalos en una bandeja de servir o en platos individuales, rocíelos con el queso desmenuzado y añada chips de tortilla. Están listos para servir.

Si quiere adelantar el trabajo, los frijoles se mantienen 5 días en el refrigerador, tanto si fueron hervidos como fritos en manteca, siempre que estén bien tapados. La textura y el sabor del caldo de los frijoles hervidos mejorarán después de un día o dos.

Da siete u ocho tazas de frijoles con caldo o cinco tazas de frijoles refritos, suficiente para ocho o 10 personas

Salmón asado con salsa Veracruzana con esencia de limón y tomillo

1/4 de taza de aceite de oliva, preferiblemente extra virgen, más un poco más para aceitar el salmón
1 cebolla mediana picada en rebanadas finas
4 dientes de ajo pelados y picaditos
3 libras de tomates maduros (6 de medianos a grandes o 18 a 24 tomates tipo pera. (Quizá desee usar una mezcla de tomates amarillos y rojos) picados en trozos de 1/2 pulgada (como 7 tazas)
2 cucharadas de tomillo fresco picado (el tomillo con sabor a limón es maravilloso en esta receta) más algunas ramitas para decorar.
2 cucharaditas de cáscara de limón cortadita (la parte amarilla solamente, no la blanca)
1 taza de aceitunas sin semilla, preferiblemente tipo manzanillo
1/4 de taza de alcaparras escurridas y enjuagadas
3 chiles jalapeños encurtidos, sin tallo ni semillas y picaditos en rebanadas delgadas
Sal
6 pedazos de salmón de 7 u 8 onzas cada uno y 1 pulgada de grosor

Para preparar la salsa: en una cazuela (de 4 a 5 cuartos de galón, preferiblemente una de barro mexicana o una pesada, de hierro) caliente el aceite de oliva a fuego mediano. Añada la cebolla y cocine, revolviendo de vez en cuando hasta que se empiece a dorar, como unos 5 minutos. Añada el ajo y cocine 1 minuto más, revolviendo varias veces. Suba el fuego a medio-alto y añada los tomates, el tomillo, la cáscara de limón y la mitad de las aceitunas, las alcaparras y los chiles. Cocine revolviendo de vez en cuando por 5 minutos para evaporar un poco de líquido. Reduzca el fuego a mediano bajo, añada una taza de agua y cocine bajito por 15 minutos. Pruébelo y sazone con sal, usualmente una cucharadita. Quítelo del calor para enfriarlo.

Para asar el pescado: caliente un asador de gas a una temperatura media-alta o prenda un fuego de carbón y déjelo arder hasta que los carbones estén cubiertos por cenizas grises y muy calientes. Reduzca el calor de un lado del asador a mediano-bajo o ponga todos los carbones para un lado, dejando la otra mitad de la parrilla vacía; de esta manera el calor irá indirectamente al pescado sin que le llegue el fuego. Ponga la parrilla en su lugar, tápela y deje que el calor suba, como 5 minutos más o menos.

Si lo desea, use un palillo de madera para juntar las puntas de cada pedazo de salmón para que no se despiecen durante el asado. Cepille o rocíe ambos lados del salmón con aceite y sazónelos con sal. Ponga los pedazos de salmón sobre la parte más caliente del fuego y cocine como 4 minutos, hasta que estén dorados por abajo. Usando una espátula, y con mucho cuidado, vire el pescado hacia el lado menos caliente del asador por 2 a 4 minutos hasta que el salmón llegue a esa consistencia del punto medio a crudo (o juzgue a su propio gusto).

Enfríe el pescado en la salsa: ponga la salsa en una fuente de servir profunda y ponga el pescado en ella. Déjelo a temperatura ambiente como una hora para que se junten los sabores del pescado y la salsa. Para servirlo salpique el pescado con las aceitunas, alcaparras y los chiles que quedaban y decórelo con las ramitas de tomillo.

Para adelantar trabajo: todo en esta receta se puede hacer por adelantado. La salsa se mantiene bien por varios días en el refrigerador. Es más, toda la receta se puede hacer el día anterior sin poner en peligro la calidad. Simplemente envuélvalo bien y refrigérelo. Para servir deje que el pescado y la salsa adquieran temperatura ambiente. Si se prepara la salsa más temprano el mismo día que lo va a servir, no la deje estar más de 2 horas sin refrigeración.

Da seis porciones

Rick Bayless ha ganado el honor más alto que se le puede otorgar a un chef estadounidense: el Premio de Chef del Año otorgado por la Fundación James Beard. También ha ganado el Premio de Julia Child y la Asociación Internacional de Profesionales Culinarios (IACP), concedido al mejor libro de cocina del año, por Rick Bayless' Mexican Kitchen. *Sus otros libros de cocina son* Authentic Mexican Salsa, Salsas That Cook *and* Rick Bayless' Mexico: One Plate at a Time. *Sus famosos restaurantes en Chicago, Frontera Grill y Topolobampo, han ganado muchos galardones, incluyendo el codiciado Premio Ivy. Bayless también es presentador del programa de cocina* Mexico: One Plate at a Time *en la cadena de televisión PBS.*

Milton Prudence, Galatoire's en Nueva Orleáns, Luisiana

Carne de cangrejo a lo Sardou

8 alcachofas
1 libra de carne de cangrejo grandes
2 cucharadas de mantequilla clarificada o ghee
1 taza de espinaca en crema (véase la receta a continuación)
1 taza de salsa holandesa (véase la receta a continuación)

2 pizcas de páprika para decoración

Ponga las alcachofas en una cazuela mediana con suficiente agua para cubrirlas. Tápelas y hiérvalas por 30 minutos sobre fuego mediano. Escúrralas y enfríelas. Quítele las hojas a la alcachofa y bótelas. Quítele el corazón y con una cuchara quite y bote el tallo. Corte la parte del tallo restante de la parte de abajo.

Sofría el cangrejo en la mantequilla clarificada a fuego mediano. Quítelo del fuego y escurra el exceso de mantequilla.

En cuatro platos sirva cuatro porciones iguales crema de espinacas y ponga dos fondos de alcachofas sobre cada uno. Distribuya porciones iguales de carne de cangrejo sobre las alcachofas y póngales una cucharada de salsa holandesa a cada uno. Decore con una pizca de páprika.

Da cuatro porciones

Crema de espinacas

4 tazas de leche
$^1/_2$ cucharadita de sal
$^1/_2$ cucharadita de pimienta blanca
Pizca de pimentón picante
1 hoja de laurel
$^1/_2$ taza de vino blanco
$^1/_2$ taza de mantequilla
$^1/_2$ taza de harina
1 taza de crema (por si se necesita)
3 tazas de espinaca recién cocinada
Sal al gusto
$^1/_8$ de cucharadita de pimienta blanca
1 huevo duro picado

En una cazuela pequeña caliente la leche hasta que esté a punto de hervir. Baje el fuego y añada la sal, pimienta, pimentón picante, hoja de laurel y el vino tino. Cocine a fuego bajito por varios minutos. En una cazuela grande aparte, derrita la mantequilla a fuego lento y añada la harina para hacer un roux, (pasta cremosa) revolviendo constantemente con un instrumento de batir de mano. Pase la leche a través de un colador muy fino y añádalo a la cazuela del roux, revolviendo constantemente en una moción circular. La salsa se espesará. Añada la crema si es necesario enriquecer la salsa o para aguarla si se espesa demasiado. Déjelo cocinar 5 minutos más para que pierda el sabor a harina.

Añada poco a poco la espinaca a la salsa, a fuego bajo o mediano. Añada sal y pimienta y cocine a fuego bajito por 15 minutos, revolviendo con una cuchara de madera. Añada el huevo duro picadito y revuelva. Quítelo del fuego y mantenga caliente hasta que esté listo para servir.

Salsa holandesa

6 yemas de huevo
2 cucharadas de mantequilla sólida, picada en pedacitos
Pizca de sal
Pizca de pimentón picante
1 cucharadita de jugo de limón
1 cucharadita de vinagre de vino tinto
2 cucharadas de agua fría
2 tazas de mantequilla clarificada o ghee

En un baño maría o en cazuelas dobles, combine las yemas de huevo con las dos cucharadas de mantequilla sólida, la sal, el pimentón picante, el jugo de limón y el vinagre. Usando una batidora de mano mezcle estos ingredientes a fuego mediano, permitiendo que la mantequilla se combine con el resto de la mezcla. Continúe batiendo hasta que la mezcla tenga una consistencia gruesa, casi áspera.

Quítelo del fuego y añada el agua. Esto enfriará la mezcla y prevendrá que se corte.

Usando un cucharón vierta la mantequilla clarificada, batiendo la mezcla constantemente con una moción circular. La salsa debe alcanzar una consistencia gruesa y pareja.

Nota: no refrigere la salsa y manténgala a una temperatura constante. Cualquier cambio de temperatura causará que la salsa se separe o se cuartee.

Ostras a lo Rockefeller

3 docenas de ostras grandes
3 tazas de espinaca picada
1/2 taza de cebollinos picados finitos
1/2 taza de cebolla amarilla picada
2/3 de taza de perejil picadito
1 tallo de apio picado
1 cucharadita de ajo picadito
Pizca de tomillo molido
Pizca de anís molido
1/4 de cucharadita de sal
1/4 de cucharadita de pimienta blanca
1/4 de cucharadita de pimienta negra
1 cucharada de vinagre de vino tinto
1 cucharadita de salsa Worcestershire (también conocida como salsa inglesa)
2 cucharadas de licor herbsaint
1 taza de mantequilla clarificada
1 taza de migajas de pan integral ralladas
6 tazas de sal de roca
6 pedazos de limón en forma de cuña

Caliente el horno a 350°F. Ponga las ostras en una vasija pequeña y cúbralas con agua. Cocine a fuego medio-alto por cinco minutos. Escurra y póngalas aparte.

Para hacer la salsa Rockefeller combine en un procesador de comida la espinaca, los cebollinos, la cebolla, el perejil, el apio, el ajo, el tomillo, el anís, la sal, la pimienta blanca, la pimienta negra, el vinagre, la salsa Worcestershire, el licor herbsaint y la mantequilla. Muela, pero no mucho, todos los ingredientes. Páselo a un tazón de mezclar, añada las migajas de pan rallado, combinando todo bien.

Llene seis moldes de tortas de 8 pulgadas de diámetro con la sal de roca que cubra bien el fondo. Coloque seis mitades de ostras en cada uno. Llene una manga de decorar tortas con la salsa Rockefeller. Adorne con la manga cada mitad. Póngalas en el horno por 25 minutos.

Al sacarlas póngalas en platos cubiertos con servilletas. Adorne con los limones.

Da seis porciones

Desde 1905 los comensales han alzado sus copas para brindarle a la buena vida en Galatoire's, un oasis culinario de la ciudad de Nueva Orleáns repleto de tradición. El ambiente intemporal le sirve de marco a la excelente comida francesa criolla típica de esa ciudad.

El extenso menú parece un catálogo de los platos favoritos de siempre de Nueva Orleáns: remoulade de camarones, ostras a la Rockefeller, gumbo criollo, masa de cangrejos a la maison, camarones Clemenceau, pescado pompano con masa de cangrejo reuniere, y pudín de pan y plátano.

Galatorie's fue nombrado entre los 50 mejores restaurantes en la edición de octubre de 2001 de la revista Gourmet *y se ha ganado muchos otros premios a lo largo de sus 97 años. Considerado la "gran dama" de los restaurantes antiguos de Nueva Orleáns, la tradición ha sido mantenida con muy pocos cambios a través de las décadas.*

Daniel Orr, Guastavino's en Nueva York

Pechuga de pollo perfumada con cabecitas de vegetales y batata, boniato o camote

1 pechuga de pollo completa de 12 a 16 onzas, deshuesada y sin piel
1 cucharadita de *Master Blend* (véase la receta más abajo)
1/2 taza de hierbas mezcladas, tales como albahaca, perifollo, cebollinos, estragón y perejil, todas picaditas
1 diente de ajo pequeño picado
5 gotas de salsa picante, como la salsa de Tabasco
1/2 cucharada de sal de mar dividida
10 vueltas de un molinillo de pimienta

2 batatas, boniatos o camotes pequeños, pelados y cortados en 5 pedazos cada uno
10 cabecitas de coliflor
10 cabecitas de brócoli
10 tomates pequeños tipo *cherry*
1 cucharada de jugo de limón
1 cucharada de aceite de oliva
10 hojas de albahaca cortadas en *chiffonade*
Ramitas de hierba para adornar

Este es un plato muy fácil de preparar para esas noches cuando usted quiere comer algo sencillo y fresco.

Separe la pechuga en dos mitades y haga cinco cortes diagonales en cada una. En un tazón pequeño combine el Master Blend, las hierbas, el ajo, la salsa picante, 1/4 de la cucharadita de sal de mar y cinco vueltas del molinillo de pimienta. Rellene cada corte de las pechugas con una cantidad generosa de esta mezcla.

Ponga el pollo y las batatas, boniatos o camotes en una olla de estofar. Cocínelo al vapor por 6 minutos, entonces añada la coliflor y cocine 5 minutos. Añada el brócoli y cocine al vapor de 3 a 4 minutos más. Ponga los tomates sobre el brócoli y cocine al vapor 1 minuto, lo suficiente para que los tomates se calienten. No cocine demasiado el brócoli, si no perderá su color.

En un tazón mediano combine el jugo de limón,

el aceite, la albahaca cortada a la *chiffonade* y la sal y pimienta restante; mezcle bien.

Mueva los vegetales al tazón con el aderezo y revuelva con cuidado para que queden cubiertos; pruébelos y ajuste la sazón si es necesario. Sírvalo en una bandeja pequeña. Ponga las pechugas de pollo sobre los vegetales y viértales por arriba el aderezo que haya sobrado. Decórelo con las hierbas y sirva inmediatamente.

Da dos porciones

Master Blend—Nuevo Régimen

Este adobo va bien con todo. Puede añadirlo a la tocineta casi al final de freírse; a los hígados de pollo salteados, a las veneras o conchas de peregrinos y a los camarones; a los asados de todo tipo; a los rellenos; a los pâtes y terrinas; al arroz persa; y a las judías verdes, ejotes, porotos verdes o chauchas cocinadas lentamente con tomates. Úselo para frotar las aves antes de asarlas o mézclelo con la harina para hacer salteados.

2 cucharadas de culantro
2 pedazos de anís de estrella
1 cucharada de semillas de hinojo, mitad crudas y mitad tostadas
2 cucharaditas de semilla de mostaza
5 semillas de cardamomo
1 cucharadita de semillas de comino
1 cucharadita de polvo de jengibre
1 (1/2) ramita de canela
1 cucharadita de granos de pimienta blanca
1 cucharadita de granos de pimienta negra
3 hojas de laurel
1/2 cucharadita de macis entera

Muélalo todo muy bien en un molinillo para especias.

Filetes de atún aux poivres

1 filete de atún (de 1 a 1 1/2 pulgada de ancho, con la parte oscura quitada)
1 cucharadita de sal
2 cucharadas de mezcla de pimientas aux poivres (véase la receta abajo)
1 cucharada de aceite de oliva
1 cebolla mediana cortada en tiritas finitas
3 dientes de ajo picados en rebanadas redondas
4 tazas de vegetales cortados, tales como calabaza amarilla, bok choy tierno, judías verdes, ejotes, porotos verdes, chauchas delgaditas y pimientos frescos.
1/2 taza de caldo de pescado o pollo
1/2 taza de albahaca picada
2 pedazos de albahaca (del final de la ramita, para decorar)

Sazone el atún con la sal y la mezcla de pimientas. Ponga una cazuela de dos cuartos de galón que tenga el fondo grueso a fuego alto. Añada el aceite y con cuidado ponga el atún en el centro de la misma. Cocínelo hasta que esté dorado, de 3 a 5 minutos. Quite el atún de la cazuela y déjelo a un lado.

En la misma cazuela ponga la cebolla, el ajo y los vegetales. Cocínelos, revolviendo de 3 a 5 minutos. Añada el caldo y cocine tapado, 3 a 5 minutos más, hasta que los vegetales estén tiernos, pero aún crujientes.

Añada la albahaca picada, quite la cazuela del fuego y ponga los vegetales en una bandeja para servir (que esté tibiecita, no fría). Ponga el atún sobre los vegetales y adorne con la albahaca.

El tiempo de cocción depende del grueso del atún. Es importante no cocinarlo demasiado o se secará. Debe verse y sentirse como carne cocinada a término medio a cruda.

Se puede hacer esta receta con salmón y pez espada, pero el pez espada sí debe de cocinarse por completo.

Da dos porciones

Mezcla de pimientas aux poivres

Úsela para sazonar veneras o conchas de peregrinos, costillas de venado con jengibre, filetes de atún dorados, y para rebozar los filetes tipo sirloin de Nueva York. Rocíe en las sopas y las ensaladas para un toque crujiente y pimentoso. Mezcle con el adobo Master Blend (receta anterior) y con azúcar moreno para hacer filetes de salmón "a la barbacoa" en el horno.

2 cucharadas de pimienta blanca partida
2 cucharadas de pimienta negra partida
1 cucharadita de pimienta de cayena aplastada\
3 cucharadas de semillas de hinojo aplastado
4 cucharadas de semillas de culantro aplastado
2 cucharadas de semillas de pimienta szechuan aplastada
1 cucharadita de pimienta de Guinea aplastada

Mezcle todos los ingredientes muy bien.

Ensalada de cebada con vinagreta de chile, hierbas y lima

10 espárragos
1 calabaza amarilla alargada
3/4 de taza de cebada
2 cucharadas de aceite de oliva
1 cucharada de vinagre de sidra

1/2 cucharada de polvo de chile
1 lima exprimida
1 cucharadita de cáscara de lima (sin la parte blanca) picada
1/2 limón exprimido
Sal
Pimienta molida fresca
1/4 de taza de pimiento rojo dulce picado
1/4 de taza de pimiento amarillo dulce picado

Ponga los espárragos en agua hirviendo de 5 a 7 minutos, escúrralos y enfríelos. Córteles 3 pulgadas de las puntas y corte el resto del espárrago en rodajas finas. Corte la calabaza en palitos, páselos por agua hirviendo rápidamente, escúrralos y enfríelos.

Enjuague la cebada muy bien bajo agua fría del grifo y escúrrala. En una cazuela mediana cubra la cebada con 3 1/2 tazas de agua fría. Hiérvala y baje el fuego a bien bajito; cocine dc 35 a 45 minutos hasta que la cebada esté suave, no cruda, pero un poco fibrosa al morder. Enjuague la cebada bajo agua fría y escúrrala otra vez.

Para hacer el aderezo, bata juntos el aceite, 1 cucharada de agua, el vinagre, el polvo de chile, el jugo de lima y la cáscara, el jugo de limón y sal y pimienta al gusto.

En un tazón grande combine la cebada fría, las rodajas, el espárrago, la calabaza, los pimientos rojos y amarillos, y el aderezo. Revuélvalo todo bien y ajuste la sazón si es necesario. Decore con las puntas de los espárragos. La ensalada se puede manteneren el refrigerador 2 a tres días si se deja bien tapada.

Antes de servir se pueden añadir junto con las puntas de los espárragos más hierbas y pimientos. Esta ensalada es deliciosa en emparedados de pan de pita o con pollo o pescado asado.

Da dos porciones

Daniel Orr es el jefe de cocina del restaurante Guastavino, donde le fue otorgado el Premio al Mejor Restaurante de los Estados Unidos por la revista Esquire. *Ha cocinado en restaurantes de toda Europa y ha sido jefe de cocina del famoso restaurante neoyorquino La Grenouille.*

Aaron L. Keller, Humpy's Alehouse en Anchorage, Alaska

Veneras o conchas de peregrinos con salsa de tomate asado, col de Napa, y guisado de frijoles negros

2 tazas de frijoles negros secos
6 tazas de agua
6 tazas de caldo de vegetales
2 hojas de laurel
1 cucharadita de tomillo fresco picadito

1 cebolla pequeña picada
2 dientes de ajo picaditos
1 chalote picadito
5 tomates Roma divididos (1 picado, el resto troceados en 4 pedazos)
1 cucharadita de comino
1 cucharadita de culantro
Pizca de pimentón picante
Sal y pimienta al gusto
1 puerro lavado y picado en tiritas
2 naranjas en segmentos
6 cucharadas de aceite de oliva dividido
3 cucharadas de vinagre balsámico
20 veneras o conchas de peregrinos grandes
1 cabeza de col de Napa picada en cuatro o cualquier tipo de col o *bok choy*)
2 cucharadas de albahaca fresca y picada para decorar

La noche anterior lave los frijoles y póngalos a remojar. Escúrralos y enjuáguelos bien. En una cazuela grande cocine los frijoles a fuego muy lento en el caldo de vegetales, hasta que el líquido se reduzca por la mitad. Añada las hojas de laurel, el tomillo, la cebolla, el ajo, el chalote, el tomate picado, el comino, el culantro y el pimentón picante. Continúe cocinando hasta que los frijoles se espesen y estén suaves. Sazone con sal y pimienta.

Nota: este paso puede hacerse el día anterior para

que los sabores se desarrollen; simplemente vuelva a calentar los frijoles antes de continuar con la receta.

Caliente el horno a 400ºF. Caliente un asador o *broiler* también a 400ºF. (Si sólo tiene un horno/asador combinado, primero use el horno y después el asador).

Ponga los 4 tomates picados, los puerros y los pedazos de naranja en un tazón grande; añada dos cucharadas de aceite de oliva, vinagre balsámico y sal y pimienta blanca al gusto. Revuélvalo para que todo quede cubierto. Ponga esta mezcla en el horno en un molde a prueba de horno y ase hasta que estén dorados (como 15 minutos). Quítelo del horno y déjelo enfriar. Cuando la col esté fría, píquela en tiritas.

Mientras tanto, extienda 4 cucharadas de aceite de oliva sobre las veneras o conchas de peregrinos grandes y la calabaza. En el asador o broiler ase la calabaza, virándola para que se ase bien por todos los lados, hasta que esté tierna. Sáquela y póngala aparte. Ase las veneras o conchas de peregrinos dos o tres minutos por cada lado, según su tamaño. Evite cocinarlas demasiado, ya que continuarán haciéndose unos minutos más cuando las saque del asador.

Para servir, ponga 1/4 de taza de frijoles negros en el centro de cada uno de los cuatro platos, ponga col sobre los frijoles y 5 veneras o conchas de peregrinos sobre la calabaza en cada plato. Ponga la mezcla de tomate y naranja sobre las veneras o conchas de peregrinos y decore con albahaca fresca.

Da cuatro porciones

Aaron Keller comenzó su carrera en el hotel Hilton de Anchorage, Alaska, como aprendiz de cocinero. Después pasó un año en el hotel Kona Hawaii Hilton. Desde entonces ha tenido posiciones importantes en varios restaurantes de Anchorage, incluyendo el puesto de jefe de cocina en el restaurante Top of the World del hotel Hilton de Anchorage. Actualmente es jefe de cocina del restaurante Humpy's Alehouse en Anchorage, Alaska.

Mark Abernathy, Loca Luna Bistro y Bene Vita Ristorante en Little Rock, Arkansas

Filetes de salmón asados con salsa cremosa de mostaza y pimientos jalapeños

6 filetes de salmón
2 cucharadas de aceite vegetal
Sal y pimienta al gusto
2 cucharadas de mantequilla sin sal
1 cebolla roja picada
1 cucharada de pimientos jalapeños enlatados picados (enjuáguelos en agua caliente antes de picarlos)
2 dientes de ajo picaditos
1/2 taza de caldo de pollo
1 taza de vino blanco
2 tazas de crema
3 cucharadas de granos enteros de mostaza molidos a la piedra
2 cucharadas de cilantro picadito
Pizca de nuez moscada
Ramitas de cilantro para adorno

Prepare una parrilla o caliente el asador o broiler. Cubra los filetes de salmón con aceite y sal y pimienta al gusto. Ase el salmón hasta que esté listo, pero no lo cocine demasiado.

Mientras tanto, prepare la salsa. En una cazuela

mediana derrita a fuego medio la mantequilla y sofría la cebolla roja, los jalapeños y el ajo por 4 minutos. Suba el fuego y añada el caldo de pollo y el vino. Déjelo hervir y permita que se reduzca en dos tercios.

Añada la crema y vuélvalo a hervir. Quítelo del fuego y añada la mostaza, el cilantro, la nuez moscada y la sal y pimienta al gusto. Cuele la salsa y devuélvala al fuego, revolviendo a menudo, hasta que adquiera la consistencia deseada.

Para servir, vierta la salsa en el centro de una bandeja y coloque el salmón sobre la salsa. Adorne con cilantro.

Da seis porciones

Sopa de frijoles blancos de Toscana

5 tomates enteros
1 chile tipo chipotle enlatado en salsa de adobo
2 cucharadas de aceite de canola
1 cebolla grande picada
2 dientes de ajo picaditos
1/2 taza de apio picadito
6 tazas de caldo de pollo
1 libra de frijoles blancos secos
2 cucharadas de perejil picado
1 cucharadita de sal
1 cucharadita de pimienta blanca
1 1/2 taza de agua

Caliente el asador o *broiler.* Sáquele el interior a los tomates y áselos en el asador hasta que comiencen a ponerse negros. Ponga los tomates asados y el pimiento chipotle en una mezcladora y hágalos puré.

En un puchero de 4 cuartos de galón, caliente en aceite de canola. Añada la cebolla, el ajo y el apio y sofríalo hasta que esté tierno. Añada la mezcla de tomate y pimiento de la mezcladora. Añada el caldo de pollo y los frijoles, el perejil, la sal y la pimienta.

Hágalo hervir por dos minutos y entonces baje el fuego. Tape y cocine a fuego bien bajito por 1 hora y cuarto. Añada 1 1/2 azas de agua a la sopa o hasta que los frijoles estén tiernos.

En la mezcladora eche 1 1/2 taza de sopa y licue hasta que se haga completamente puré. Vuelva a repetir este paso con otra 1 1/2 taza de sopa; échelo en la cazuela y recaliente.

Esta sopa es ideal con un lomo de puerco asado al ajo.

Da seis porciones

Mark Abernathy es chef y dueño de un restaurante reconocido a nivel nacional en los Estados Unidos y ha sido descrito como uno de los mejores chefs del país en publicaciones como Bon Appétit, Southern Living, Cook's, The New York Times, Gourmet, Texas Monthly, The Washington Post, Atlanta Journal, Food Arts *y muchas otras. Abernathy es también anfitrión y creador de un programa de televisión llamado* Today's Cuisine. *Además, sigue personalmente el estilo de vida ¡Sugar Busters!*

Tim Love, The Lonesome Dove Western Bistro en Forth Worth, Texas

Costilla de jabalí doble con quimbombó asado

1 galón de salmuera para aves o puerco (véase la receta abajo)
4 costillas de jabalí dobles (de 12 a 16 onzas); pueden substituirse por costillas de cerdo
1 libra de quimbombó fresco
1/4 de adobo para aves Lonesome Dove (véase la receta a continuación)
Aceite de oliva
Sal *kosher*
Pimienta negra de grano partido

Caliente la salmuera en el fogón a 100°F, ponga las costillas en ella y refrigere sin tapar durante una hora.

Caliente el horno a 375ºF. Caliente también una parrilla. Saque las costillas de la salmuera y sazone livianamente con sal y pimienta. Entonces sazone fuertemente con el adobo para aves Lonesome Dove.

Caliente el aceite de oliva en una sartén y dore las costillas 2 minutos por cada lado. Póngalas en un recipiente a prueba de horno y déjelas reposar por 10 minutos. Después hornéelas por 10 minutos.

Mientras, sazone el quimbombó con aceite de oliva, sal y pimienta; póngalo a la parrilla por 2 1/2 minutos virándolo cada 30 segundos.

Sirva juntos las costillas y el quimbombó tan pronto la carne esté lista.

Da cuatro porciones

Adobo para aves Lonesome Dove

Este adobo sirve para todo ¡menos para su cereal de la mañana!

1 taza de polvo de chile guajillo
1 taza de sal *kosher*
1/2 taza de comino molido
1/4 de taza de romero picadito
1/4 de taza de hojas de tomillo picaditas
3/4 de taza de pimienta negra molida gruesa
1/4 de taza de polvo de ajo
1/4 de taza de azúcar moreno

Combine todos los ingredientes y mézclelos bien. Ponga lo que no use en un envase y guárdelo en su alacena.

Salmuera para aves o cerdo

Usted puede salmuerar cualquier ave o producto de cerdo. Las aves necesitan estar en remojo tres veces más de tiempo que el puerco. No salmuere el puerco más de 2 horas, ya que absorbe la sal muy rápido. Recuerde que después de que el puerco ha sido debidamente salmuerado, no necesita cocinarse del todo, ya que la sal ha curado toda la bacteria dañina y le permite que el cerdo quede muy jugoso.

1 galón de agua
1/4 de taza de escamas de chile rojo
1/2 taza de sal *kosher*
1 hoja de laurel
2 dientes de ajo

Ponga todos los ingredientes en una cazuela onda y póngala a hervir hasta que la sal se disuelva.

Permita que el líquido se enfríe a 38ºF o más. Añada la carne y refrigere 1 a 2 horas para los productos de cerdo (4 a 6 horas para las aves, según el tamaño).

Da un galón

Es posible que Tim Love empezara a cocinar por necesidad cuando era estudiante universitario, pero durante los últimos 12 años ha logrado hacerse una carrera gastronómica gracias a su pasión por la buena comida, el buen vino y los buenos amigos. Love es el dueño y jefe de cocina del restaurante Lonesome Dove Western Bistro, en la zona de los mataderos del distrito histórico na-

cional de Fort Worth. También tiene un negocio de consultoría para establecimientos de alta cocina y da clases de cocina por todo el país. Love ha creado su propia línea de vinos y su propia línea de salsas "gourmet" disponibles en tiendas especializadas.

Deborah Knight, Mosaic en Scottsdale, Arizona

Pescado de la temporada en Papillote

3 tazas de agua hirviendo
1 1/2 aza de tomates secos (no en aceite)
4 dientes de ajo medianos
1 chalote mediano, pelado
1/3 de taza de aceite de oliva
3/4 de taza de caldo de vegetales o pollo
4 1/2 cucharaditas de perejil picado (a dividir)
2 1/2 cucharaditas de tomillo picado (a dividir)
2 1/2 cucharaditas de orégano picado (a dividir)
2 1/2 cucharaditas de cebollinos *chives* picados (a dividir)
1 limón exprimido (dividir el jugo)
1/8 de cucharadita de sal
1/8 de cucharadita de pimienta
4 cucharadas de vino blanco
4 cucharadas de caldo de pollo
1 tallo de apio en tiritas
1/2 cebolla en tiritas

4 cucharadas de aceituna en pedazos tipo *picholine* u otra aceituna verde
4 filetes de pescado como salmón, robaló o bacalao
Sal y pimienta al gusto
4 hojas de papel para hornear cortadas en forma de corazón (o bolsillos de papel de aluminio ya hechos)

Caliente el horno a 400°F. En 3 tazas de agua hirviendo reconstituya los tomates secos (póngalos en el agua por 5 minutos). Escúrralos y sáqueles el exceso de agua.

Triture el ajo y los chalotes en una procesadora de alimentos (mezcladora). Añada los tomates secos, el aceite de oliva y el caldo. Siga batiendo hasta que la mezcla se haga una pasta (como 45 segundos). Añada 3 cucharaditas de perejil, 1 cucharadita de tomillo, 1 cucharadita de orégano, 1 cucharadita de cebollinos, el jugo de medio limón, sal y pimienta. Mezcle una vez y déjelo aparte. En un tazón combine el vino blanco, el jugo de 1/2 limón y el caldo de pollo. En otro tazón combine el apio, la cebolla y las aceitunas. En un tercer tazón, más pequeño, mezcle 1 1/2 cucharadita de perejil, 1 1/2 cucharadita de tomillo, 1 1/2 cucharadita de orégano y 1 1/2 cucharadita de cebollinos *chives*.

Para "envolver" el plato, divida los vegetales en porciones y póngalos en la mitad de cada corazón. Ponga un pedazo de pescado encima de los vegetales y rocíe con sal, pimienta, y las hierbas. Rocíe 2 o 3 cucharadas de la mezcla de los tomates secos (de la mezcladora) en cada porción de pescado.

Ponga la otra mitad del corazón sobre la primera. Empiece a sellar las bolsas doblando los bordes juntos hacia dentro. Continúe doblando y rizando los bordes para dentro hacia la parte puntiaguda del corazón. Antes de sellarlos por completo, añada 2 cucharadas de la mezcla de vino blanco. Ciérrelos completamente y póngalos en una bandeja de horno. Cocine enntre 8 y 20 minutos (según el tipo y el corte del pescado), hasta que esté cocido.

Da cuatro porciones

Pescado en temporada con corteza de granos de pimienta rosados en salsa de gazpacho tibia y agua de pepino

SALSA DE GAZPACHO TIBIA

2 cucharaditas de ajo picado
3/4 de taza de cebolla roja picada
1 taza de apio picado
1 taza de pimiento picado y sin semillas
1 pepino picado y sin semillas
1/4 de taza de pimiento rojo picado
1/3 de taza de pimiento verde picado
1/4 de taza de pimiento amarillo picado
1 cucharadita de pimiento jalapeño picado
3 cucharadas de albahaca picada en *chiffonade*

1 cucharadita de orégano picado
$1^1/_2$ cucharadita de tomillo picado
$1^1/_2$ cucharadita de perejil picado
1 limón exprimido
2 cucharadas de aceite de oliva

AGUA DE PEPINO

2 pepinos enteros
Sal y pimienta al gusto
4 filetes de pescado de temporada (como *orange roughy*, bacalao o trucha)
3 cucharaditas de granos de pimienta rosados molidos
$^1/_2$ cucharadita de perejil picado
$^1/_2$ cucharadita de tomillo picado
$^1/_2$ cucharadita de orégano picado
$^1/_2$ cucharadita de cebollinos *chives* picado
Aceite de oliva
$^1/_4$ de taza de vino blanco
$^1/_2$ taza de jugo de tomate
Aceite extra virgen para decorar

Para preparar la salsa de gazpacho tibia: combine el ajo, la cebolla roja, el apio, el tomate, los pepinos, los pimientos, el jalapeño, la albahaca, el orégano, el tomillo, el perejil, el jugo de limón, y el aceite de oliva en un tazón grande y revuelva. Póngalo aparte.

Para preparar el agua de pepino: ponga los pepinos en una licuadora o en un extractor de jugo. Después pásela por un filtro de papel (como los de café).

Sazone al gusto con sal y pimienta blanca y deje aparte.

Frote el pescado con los granos de pimienta y el perejil, tomillo, orégano, y los cebollinos *chives* y ase en el asador o *broiler*. Mientras el pescado se cocina, caliente una sartén hasta que esté bien caliente. Añada el aceite de oliva y la salsa de gazpacho. Sofría brevemente, quite los vegetales de la sartén y añada el vino blanco, revuélvalo, y deje que el líquido se reduzca. Añada el jugo de tomate, permita que también se reduzca, y quite la sartén del fuego.

Para servir, ponga la mezcla de vegetales en el centro de un plato y ponga el pescado sobre los vegetales. Ponga el agua de pepino alrededor de los vegetales y el pescado. Decore con un chorrito de aceite de oliva en el agua de pepino.

Da cuatro porciones

Deborah Knight estudió en la Academia Culinaria de San Francisco. Ha trabajado en restaurantes tan famosos como el 8700 Restaurant con el chef Cary Neff, el Miraval Health and Wellness Spa en Tucson y el European Café en Boulder. Posteriormente, Deborah regresó a su hogar en Scottsale y abrió su propio restaurante, Mosaic. Éste representa la esencia de la mejor experiencia culinaria de la ciudad de Scottsdale, con su énfasis en producir delicias culinarias que no sean tan solo apetitosas visualmente, sino que afecten a todos los sentidos.

Johnny and Mary Jo Mosca, Mosca's en Nueva Orleáns, Luisiana

Pollo a la Cacciatore

3/4 de taza de aceite de oliva
2 pollos (de 3 libras) picados en octavos
1/2 cucharadita de sal
1 cucharada de pimienta negra recién molida
10 dientes de ajo pelados y machacados
1 cucharadita de tomillo
1 cucharadita de orégano
1/2 taza de vino blanco seco
1 1/2 taza de salsa de tomate o 1 lata (de 16 onzas) de tomates pelados y triturados

Caliente el aceite de oliva en una sartén grande. Añada los pedazos de pollo virándolos frecuentemente hasta que estén dorados. Rocíe los pedazos de pollo con sal y pimienta. Añada el ajo, el romero y el orégano, revolviendo bien para distribuir la sazón.

Quite la sartén de la cocina. Échele el vino blanco al pollo. Añada la salsa de tomate y los tomates triturados, vuelva a ponerlo al fuego y cocine 10 a 15 minutos hasta que el vino y los tomates se hayan mezclado y se hayan espesado.

Da seis porciones

Mosca's es un restaurante familiar que está en las afueras de Nueva Orleáns. Los dueños y los que lo administran son Johnny y Mary Jo Mosca, quienes han ganado el Premio de Comida Regional Clásica Norteamericana de la Fundación James Beard.

Bernard R. Guillas, The Shores y La Jolla Beach and Tennis Club en San Diego, California

Bisque de langosta de Maine con setas enoki y brandy de albaricoque

2 langostas (de 1 1/4 ibra) cocinadas y enfriadas
1/4 de taza de aceite de oliva
1/2 tallo de apio picado
1/2 taza de cebolla blanca
1/2 taza de puerro, (la parte blanca solamente)
2 cucharadas de ajo picado
1/4 de taza de coñac de albaricoque, chabacano o damasco
1 taza de tomates picados
1/3 de taza de pasta de tomate
1/4 de taza de harina de trigo integral
1/2 taza de vino blanco
4 ramitas de tomillo
1 hoja de laurel
1 cuarto de galón de caldo de vegetal
3/4 de taza de crema pesada
1 cucharadita de base de langosta

Sal de mar al gusto
Pizca de pimentón picante
1 paquete de setas *enoki*
1 cucharada de cebollinos *chives* para decorar

Quítele el carapacho a la langosta y corte la carne de la cola en medallones; separe a un lado la carne de las pinzas y la de los medallones.

Pique los carapachos y las cabezas de las langostas. Caliente el aceite de oliva en una cazuela grande y pesada y dore el apio, la cebolla y el puerro a fuego alto. Añada los carapachos de langosta y cocine 5 minutos, revolviendo constantemente. Flambee con el coñac. Añada los tomates, la pasta de tomate y la harina. Cocine 2 minutos, mezclándolo todo bien. Añada el vino, el tomillo, la hoja de laurel, el caldo de vegetales y revuelva. Hiérvalo. Baje el fuego a mediano y cocine a fuego bien bajito por 45 minutos.

Cuele todo por un colador fino, disolviendo los trozos para extraer el máximo sabor. Devuelva la mezcla a la cazuela y hiérvalo. Añada la crema y cocine por 5 minutos. Sazone con sal de mar y pimentón picante al gusto. Ponga la sopa en una mezcladora y hágala puré.

Para servir, ponga las setas *enoki* en el fondo de un plato sopero. Vierta el bisque de langosta y añada la carne de la cola de la langosta y de las pinzas. Decore con los cebollinos *chives* picados.

Da seis porciones

El laureado chef Bernard R. Guillas llegó a La Jolla Beach & Tennis Club como jefe de cocina en 1994. Desde allí dirige los tres restaurantes del centro turístico. Oriundo de la región francesa de Bretaña, Guillas comenzó su formación culinaria en La Bretagne en Questembert, Francia donde fue aprendiz del legendario chef Georges Paineau. En los seis años siguientes expandió su repertorio culinario con varios cocineros maestros de Francia. Después de llegar a los Estados Unidos, Guillas trabajó en el restaurante Maison Blanche de Washington, D.C. y en el hotel U.S. Grant de San Diego. Seleccionado como uno de los quince chef de mayor proyección en 1996, fue galardonado en 2001 como el Mejor Chef de San Diego por la Asociación de Restaurantes de California y fue entró en el Salón de la Fama del Buró de Calificación de los Chefs Estadounidenses de la Asociación Internacional de Restaurantes y Hospitalidad. Además, Guillas ha participado en numerosos libros de cocina y ha aparecido en muchos programas de televisión.

Hans Röckenwagner, Röckenwagner Restaurant en Santa Mónica, California

Tomates secados en la casa

Guardarlos en aceite de oliva les da un sabor maravilloso y crea un aceite aromático que es buenísimo para sofreír y para aderezos. Según el uso que les vaya a dar, añádale unos trocitos de ajo al aceite. Esta receta puede ser partida por la mitad, o duplicada o triplicada.

1/4 de taza de aceite de oliva extra virgen
Sal y pimienta recién molida
3 libras de tomates tipo pera picados a la mitad (sáquele el centro si es duro)
2 cucharaditas de tomillo o mejorana seco y desmenuzado
Aceite de oliva extra virgen para guardar (opcional)

Caliente el horno a 150°F. (Algunos hornos no pueden mantener fácilmente esta relativamente baja temperatura. Asegúrese de usar un termómetro de horno, y si la temperatura sigue subiendo, mantenga la puerta abierta con una toalla una pulgada, aproximadamente).

Extienda generosamente 2 o 3 cucharadas de aceite de oliva por 2 bandejas de hornear y rocíelas con sal y pimienta. Ponga los tomates con el lado picado para arriba y cepíllelos con el aceite de oliva restante. Rocíelos con sal, pimienta y las hierbas. Seque los tomates en el horno durante 6 a 8 horas, o hasta que estén arrugados y un poco dorados, pero aun jugosos, con un sabor muy intenso y concentrado. Guárdelos en un recipiente a prueba de aire en el refrigerador durante un máximo de 1 semana. Si quiere cubra los tomates con aceite de oliva y los puede guardar hasta 3 semanas.

Da tres libras de tomates

Hans Röckenwagner comenzó su carrera en la Selva Negra (Baviera) alemana e inauguró su restaurante en 1984. El rotativo Los Angeles Times, *la revista* Gourmet, *la guía Zagat's, y la cadena de televisión Food Network lo reconocen tanto a él como a su restaurante como uno de los mejores del sur de California.*

Roxanne Klein, Roxanne's en Menlo Park, California

Zarzamoras machacadas con parfait de flan de vainilla de Tahití

1 de flan de vainilla de Tahití (véase la receta a continuación)
1 ramita de lavanda o de tomillo dulce fresco
1 pinta de zarzamoras
Gránulos de dátiles
2 cucharadas de sus nueces favoritas picadas

Aplaste el tomillo o la lavanda con un almirez (mortero). Añada las zarzamoras y los gránulos de dátiles al gusto y macháquelo todo junto cuidadosamente, dejando algunas de las zarzamoras enteras. Coloque las zarzamoras y la crema haciendo capas en las copas de *parfait* o de martini y decórelo con nueces picadas.

Da cuatro porciones

Parfait de flan de vainilla de Tahití

1 taza de pulpa de coco
1 taza de nueces *cashew*, remojadas
1/4 de cucharadita de granos de vainilla de Tahití
1/3 de taza de dátiles
Mezcle todos los ingredientes juntos.

Roxanne Klein es graduada por la Academia Culinaria de California y ha trabajado en restaurantes reconocidos internacionalmente, como Stars, el Lark Creek Inn, y Le Verdon en Francia. Su creatividad cocinando con platos de ingredientes crudos y orgánicos le ha ganado el respeto y el reconocimiento de las autoridades culinarias y de los expertos. El rotativo San Francisco Chronicle *le otorgó a Roxanne una calificación pocas veces concedida: tres estrellas y media de las cuatro posibles. Actualmente Roxanne está trabajando con el conocido chef Charlie Trotter en un libro sobre alimentos frescos y vitalizantes.*

Susanna Foo, Susannah Foo Chinese Cuisine en Filadelfia, Pensilvania

Sopa de setas silvestres

1/2 onza de setas tipo *shiitake* secas (como 6 medianas)
1/4 de libra de setas *shiitake* frescas
1/4 de libra de setas tipo ostra o *chanterelle*
1/4 de libra de setas tipo botón blancas
1/4 de taza de aceite de oliva
2 chalotes picaditos
1 cucharada de raíz de jengibre pelada y rallada
4 tazas de caldo de pollo
1/2 taza de leche de coco sin endulzar (las tiendas de comestibles asiáticas tienen la marca *Chaokoh*, que se recomienda)
1/2 cucharadita de pimienta blanca recién molida
1 cucharada de agua
1 cebollino picado finito o 6 cebollinos finos tipo *chives*, más algunos otros adicionales para la decoración
1 cucharada de hierba de limón muy picadita (si no se encuentra hierba de limón, sustitúyala con otra hierba fresca como el tomillo)
1 cucharada de vinagre blanco o 1 limón exprimido
Sal gruesa o tipo *kosher*
Pimienta fresca molida

Ponga las setas secas en un tazón y añada 4 tazas de agua tibia. Remoje por 30 minutos o hasta que estén suaves. Saque las setas del agua y exprímalas para que salga el agua. Bote el agua. Quíteles los tallos y bótelos. Corte las setas en tiras finitas y déjelas aparte. Use una toalla húmeda para limpiar las setas frescas, manteniendo las de tipo botón aparte. Quítele los tallos a las setas *shiitake* y bótelos. Corte todas las setas en rodajas finas. Caliente 2 cucharadas de aceite en una cazuela muy grande. Añada los chalotes y cocine hasta que estén dorados, como 2 minutos. Luego añada la raíz de jengibre, las setas secas y las setas tipo botón y cocine revolviendo a fuego mediano por 3 minutos.

Añada el caldo de pollo, la leche de coco y la pimienta blanca a la cazuela. Añada agua. Mézclelo todo bien hasta que quede una sopa. Hiérvala y reduzca el fuego a bien bajito. Cubra y cocine por 30 minutos. Mientras la sopa se está cocinando, caliente las 2 cucharadas de aceite restante en una sartén pequeña. Añada las setas shiitake y las de tipo ostra o chantarelle y cocine a fuego alto hasta que se suavicen, como 2 minutos. Manténgalas tibias hasta que estén listas para ser usadas. Añada los cebollinos o los chives, la hierba de limón y el vinagre o jugo del limón a la sopa. Pruébela para confirmar la sazón. Divida las setas reservadas en cuatros platos soperos.

Sirva la sopa en los platos soperos y adorne con cebollinos chives.

Da cuatro porciones

Costilla de ternera con setas

3 cucharadas de salsa de soja
2 cucharadas de coñac
1 cucharada de aceite asiático de sésamo
1 cucharada de aceite de maíz
$^1/_2$ cucharada de pimienta recién molida
4 costillas de ternera (de 10 a 12 onzas cada una)
5 cucharadas de aceite de oliva
2 cebollinos picaditos
3 chalotes picaditos
1 libra de setas tipo *chantarelle, shiitake,* o de botón blanco picadas en rodajas finas (quíteles los tallos si usa las setas *shiitake* o de botón blanco)
Sal gruesa o tipo *kosher*
Pimienta recién molida

Combine los primero cinco ingredientes en un recipiente grande pero no muy profundo. Mézclelo todo bien y déjelo aparte.

Ponga las costillas entre dos hojas de papel encerado o plástico y golpee levemente la carne para suavizarla. Añada la carne al adobo, virando para rebozar bien y refrigérela por aproximadamente 20 minutos.

Caliente el asador o *broiler* con una parrilla colocada de 4 a 6 pulgadas por encima del calor. Quite las costillas del adobo y escurra bien; póngalo aparte.

Caliente el aceite en una sartén grande hasta que esté muy caliente. Ponga las costillas en la sartén y cocínelo a fuego alto hasta que estén doradas por ambos lados, como 2 a 3 minutos por cada lado. No apriete las costillas en la sartén; cocínelas en dos tandas si es necesario. No lave la sartén.

Quite las costillas de la sartén y póngalas en el asador. Ase por 3 a 5 minutos virando una vez para que la carne quede de término mediano a crudo. Puede cocinar las costillas de 1 a 2 minutos más si le gustan más cocinadas.

Mientras tanto, vuelva a calentar la sartén. Añada los cebollinos y los chalotes y cocine a fuego alto por 2 o 3 minutos, revolviendo hasta que estén levemente dorados. Añada las setas y mezcle bien para que se recubran bien con el aceite. Añada el adobo que tenía apartado, revolviendo por 2 o 3 minutos hasta que las setas estén cocinadas. Sazone al gusto con sal y pimienta. Cuando las costillas estén listas divídalas en cuatro platos y cúbralas con las setas y la salsa.

Da cuatro porciones

La original cocina de Susana Foo le ha ganado las alabanzas de críticos y amantes de la buena mesa de los Estados Unidos. Su primer libro de cocina, Susanna Foo Chinese Cuisine, *recibió críticas superlativas de revistas, periódicos y la radio. En 1996 el libro ganó el Premio al Mejor Libro de Cocina Internacional de la Fundación James Beard. En 1997*

Susanna se convirtió en la primera chef de Pensilvania en recibir el galardón más prestigioso de la Fundación James Beard, el de Mejor Chef de la Región Centro Atlántica. En 1998 su restaurante fue el primero de Filadelfia en recibir una calificación de cuatro estrellas (campanillas) por parte del rotativo Philadelphia Inquirer. *El restaurante estuvo entre los cinco más populares de Filadelfia de 1998 a 2002 según la guía Zagat's. Al restaurante le fueron otorgados cuatro diamantes por parte de la Asociación Automovilística Americana (AAA) de 1999 a 20002 y cuatro estrellas por parte de Mobil de 1998 a 2002.*

Gilbert Garza, Suze Restaurant en Dallas, Texas

Pesto de alcachofas

2 envases de 10 onzas de corazones de alcachofas en salmuera
1 1/2 taza de queso tipo pecorino romano rayado
1/4 de taza de puré de ajo
4 o 5 limones exprimidos
1 taza de aceita extra virgen
Sal al gusto
2 cucharadas de pimienta negra partida

Empiece sacándole todo el exceso de líquido a las alcachofas y resérvelas. Exprímale el jugo a los limones y añada la mitad a las alcachofas. Mezcle con cuidado el queso romano, el ajo y el aceite de oliva. Sazone con sal y pimienta partida y la otra mitad del jugo de limón. Sirva frío como ensalada o como aperitivo.

Da de seis a ocho porciones

Hace veinticuatro años Gilbert Garza comenzó a trabajar en el restaurante de su padre. Después de graduarse de la Academia Culinaria de California, Garza trabajó con el chef Kent Rathbun en el restaurante Landmark y en The Mansión on Turtle Creek con Dean Fearing. Abrió su propio restaurante, Toscana, en 1996. Toscana fue nombrado mejor restaurante nuevo por la Revista D, *y uno de los mejores restaurantes de Norteamérica por el rotativo* USA Today. *La Revista* D *nominó a su nuevo restaurante, Suze, entre los mejores diez de 1999. Suze también recibió el honor de ser nombrado uno de los diez mejores restaurantes nuevos por Jim White, del programa radial* Radio Food Show *de la estación KRLD.*

Gary Coyle, Tavern on the Green en Nueva York

Queso de cabra marinado con ensalada de espárragos asados y vinagreta de tomates de dos colores

QUESO DE CABRA MARINADO

1 barra de 8 onzas de queso de cabra
4 cucharadas de hierbas picadas tales como cilantro, romero y perejil
3 cucharadas de aceite vegetal marca *Crisco*
1 cucharada de aceite de oliva
Vinagre balsámico
Sal *kosher* y pimienta al gusto

ENSALADA DE ESPÁRRAGOS ASADOS

1 racimo de espárragos de aproximadamente 20 a 24 tallos
Aceite de cocina marca *Crisco (No Stick)*
Sal *kosher* y pimienta al gusto

VINAGRETA DE TOMATES DE DOS COLORES

1 tomate grande rojo maduro
1 tomate grande amarillo maduro
1/8 de taza de vinagre de vino tinto o de cidra
1/4 de taza de aceite vegetal marca *Crisco*
1/4 de taza de aceite de oliva virgen
Sal *kosher* y pimienta

Preparación del queso de cabra marinado: reboce el queso en las hierbas picadas. Póngalo en un molde de vidrio con aceite vegetal Crisco, aceite de oliva, vinagre, sal y pimienta. Recubra el queso, tápelo y póngalo a un lado a temperatura ambiente por 15 minutos.

Preparación delos espárragos asados: caliente el asador o *broiler.* Ponga una capa de espárragos en una bandeja a prueba de horno y rocíe con el atomizador de aceite Crisco y sazone con sal y pimienta. Póngalos en la parte baja del horno y cocine varios minutos hasta que los espárragos se empiecen a ennegrecer ligeramente. Sáquelos y póngalos aparte a temperatura ambiente.

Preparación de la vinagreta de tomate: corte los tomates a la mitad y sáqueles las semillas. Corte cada mitad en trocitos de 1/4 de pulgada. Combine con el vinagre, el aceite Crisco y el de oliva. Sazone con sal y pimienta.

Para hacer la ensalada ponga 4 o 5 pedazos de espárrago en forma de abanico en cada plato. Corte el queso en cuatro pedazos y ponga un trozo al final de los tallos de los espárragos. Vierta el aderezo restante sobre el queso. Con una cuchara vierta después la vinagreta de tomate sobre el espárrago y sirva inmediatamente.

Da cuatro porciones

Panaché de camarones y veneras con fideos de pepino y mantequilla de langosta y tocineta a lo Casino

MANTEQUILLA DE LANGOSTA Y TOCINETA A LO CASINO

4 lonchas de tocineta (aproximadamente 4 onzas)
1/4 de taza de mantequilla suavizada
4 cucharadas de chalotes picaditos
2 dientes de ajo picaditos
1/4 de taza de pimientos verdes picaditos
1/4 de taza de crema
2 cucharadas de perejil de hoja aplastada picado
1/4 de taza de carne de langosta hervida y troceada
2 limones exprimidos (3 cucharadas, aproximadamente)
1/4 de cucharadita de sal *kosher*
Pimienta fresca molida

PARA LOS MARISCOS

16 camarones gigantes, pelados, sin venas, con cola y cortados AL estilo mariposa
16 veneras o conchas de peregrino (quíteles el pellejito que las conecta a la concha)
16 palillos grandes (para ensartar los camarones)
3 cucharadas de aceite de oliva
2 cucharadas de mantequilla suavizada
1 pepino grande sin semillas, pelado y picado en tiritas finitas, como si fuesen fideos
3 cucharadas de aceite de oliva
1 taza de espinacas cocidas y sazonadas (tibia)

Caliente el horno a 375°F. En una sartén cocine la tocineta a fuego mediano hasta que quede crujiente. Guarde la grasa que suelta, deje que la tocineta se enfríe y píquela. Derrita la mantequilla y añádale la grasa de la tocineta. Rehogue los chalotes, el ajo y el pimiento verde, añada la crema y reduzca un tercio hasta que este espeso. Añada el perejil, la langosta, el jugo de limón y sazone con sal y pimienta. Quítelo de la sartén y mantenga la mezcla caliente.

Ensartc los camarones y las veneras con los palillos de dientes. Mójelos con aceite de oliva y sazone con sal y pimienta. Póngalos en una bandeja de hornear y entre 10 y 12 minutos hasta que las veneras estén cocinadas. Sáquelos del horno y transfiera los camarones y las veneras a una bandeja y mantenga tibia.

En una sartén derrita la mantequilla y sofría el pepino. Sazone ligeramente con sal y pimienta. Divida la espinaca y póngala en el centro de cada uno de cuatro platos. Ponga sobrc ella 1/4 de los pepinos. Quíteles los palillos de dientes a los camarones y a las veneras, y ponga cuatro camarones y veneras en cuatro puntos alrededor de la mczcla de espinacas y pepinos. Rocíe con la salsa y sierva inmediatamente.

Da cuatro porciones

Pastelillos de cangrejo con salsa tártara de aguacate

2 libras de carne de cangrejo
1/4 de taza de mayonesa
3 cucharadas de vino blanco
1/4 de taza de cebollinos
3 cucharadas de aderezo *Old Bay*
4 huevos batidos
1 cucharada de salsa Worcestershire
1 cucharadita de salsa picante
1 cucharadita de salsa picante
1 taza de harina integral
2 huevos batidos
2 tazas de grano integral rallado
3 tazas de arúgula lavada y seca
1 limón exprimido
2 cucharadas de aceite de oliva
Sal y pimienta al gusto
Salsa tártara de aguacate (véase la receta a continuación)

Mezcle con cuidado la carne de cangrejo, la mayonesa, los cebollinos, la sazón *Old Bay*, 4 huevos, la salsa Worcestershire y la salsa picante. Forme 8 pastelillos. Extienda un poco de harina integral por cada torta, páselas por los huevos batidos y vuelva a pasar por el grano integral rallado. Fríalos hasta que estén listos.

Mezcle la arúgula, el jugo de limón, la sal y la pimienta en un tazón grande.

Para servir, ponga dos tortas en cada plato, adorne con la ensalada de arúgula y póngale la salsa tártara de aguacate.

Da cuatro porciones

SALSA TÁRTARA DE AGUACATE

1 aguacate maduro, aplastado
1 huevo duro, picado
1/4 de taza de mayonesa
1 cucharada de pepinillo dulce
3 cucharadas de crema agria
1 cucharada de perejil picado
1 cucharada de cebollinos finitos *chives*, picados
1 cucharada de perifollo picado
1 cucharada de jugo de limón
1 cucharada de alcaparras
1/8 de cucharada de pimienta de cayena

Mezcle todos estos ingredientes en un tazón pequeño.

Gary Coyle ha trabajado en la cocina de establecimientos como el hotel St. Francis de San Francisco, los restaurantes La Cote Basque y Rainbow Room de la ciudad de Nueva York y el hotel Rittenhouse de Filadelfia. Actualmente es jefe de cocina del afamado restaurante Tavern on the Green de la ciudad de Nueva York.

Tony Vallone, Grupo de Restaurantes Vallone (Tony's, Anthony's, La Griglia, Grotto, y Los Tonyos en Houston, Texas)

Atún asiático en capas

4 porciones de 7 onzas de atún de aleta amarilla cocinado
4 tomates asados picados por la mitad
8 cucharadas de cebollas de soja (véase la receta a continuación)
4 pizcas de brotes de *daikon,* llamado también rábano blanco o *mooli*
2 cucharaditas de remolachas encurtidas picaditas en tiritas
Pizca de semillas tostadas de sésamo blancas y negras
4 cucharaditas de *wasabi*
8 cucharaditas de cebollinos verdes picados en rodajas
Vinagreta Ponzu (véase receta)

Cocine rápidamente el atún a fuego alto, para que quede crudo por dentro. Corte cada pedazo horizontalmente en tres pedazos iguales. En cada plato ponga una capa de atún, sobre ella coloque los tomates asados, añada una segunda capa de atún y, sobre esa, una capa de cebollas de soja; concluya poniendo una última capa de atún sobre ésta. Haga esto con cada una da las cuatro porciones.

Adorne cada porción con una pizca de los brotes de *daikon*, media cucharadita de remolacha encurtida, una pizca de semillas de sésamo, una cucharadita de *wasabi*, los cebollinos verdes y un chorro de vinagreta Ponzu.

Da cuatro porciones

CEBOLLAS DE SOJA

3 o 4 cebollas rojas medianas en rebanadas finas
1 taza de sake
1 taza de vinagre de vino de arroz
1 taza de salsa de soja (liviana)
1 cucharada de ajo picado
1 cucharada de jengibre troceado

Combine todos los ingredientes y redúzcalos en una sartén a fuego mediano hasta que estén casi secos. Meta el plato tapado en el refrigerador.

VINAGRETA PONZU

3/4 de taza de salsa de soja *(light)*
1/8 de taza de aceite de sésamo
3/4 de taza vinagre de vino de arroz
2 limas exprimidas
2 tazas de aceite vegetal
Sal y pimienta

Combine todos los ingredientes juntos y mezcle bien.

Lingüini de trigo integral con cangrejo y camarones

3 cucharadas de aceite de oliva extra virgen
1 cucharada de ajo en rebanaditas
8 onzas de camarones frescos, limpios y pelados
1 taza de tomates italianos aplastados
1 cucharada de perejil italiano picado
Sal, pimienta y pimienta roja aplastada al gusto
2 tazas de tomates frescas troceados
1/3 de taza de albahaca fresca
1 libra de masa de cangrejo
1 libra de lingüini de trigo integral cocinada

En una sartén añada el aceite de oliva y el ajo y cocine aproximadamente por 45 segundos a fuego mediano. Añada los camarones y cocine por 3 o 4 minutos, luego añada los tomates aplastados y cocine 4 o 5 minutos más. Ponga el perejil y sazone con sal y pimienta. Añada la mitad de la albahaca y la carne de cangrejo. Caliéntelo por 3 minutos (tenga cuidado de no revolverlo demasiado para no romper el cangrejo). Tome un poco de salsa y mézclela con el lingüini cocinado y revuelva.

Póngalo en un tazón, cúbralo con la salsa y adorne con la albahaca restante.

Da seis porciones

Los restaurantes que componen el Grupo de Restaurantes Vallone en el área de Houston atraen tanto a la sociedad local como a las celebridades que llegan a la ciudad. Todos se acercan para disfrutar de la variedad y el sabor de sus platos. Todos los restaurantes comparten el compromiso de ofrecer una cocina basada en los mejores ingredientes y con las recetas más innovadoras. Además de que sus establecimientos han ganado muchos premios nacionales, Tony Vallone apoya una gran variedad de causas cívicas y filantrópicas. Es también autor de Tony's: The Cookbook. *Vallone es un entusiasta seguidor del estilo de vida ¡Sugar Busters! y sus menús incluyen panes integrales, crepés, pasta y tortillas de trigo integral.*

Patricia Radicevic, Three Brothers Restaurant en Milwaukee, Wisconsin

Pimientos rellenos con arroz y vegetales

3 o 4 cucharadas de aceite de oliva extra virgen y un poco más para la cazuela
3/4 de taza de cebolla picadita
3 tazas de caldo de pollo o agua
2 tazas de arroz integral enjuagado y escurrido
1 cucharadita de sal
12 a 14 pimientos medianos verdes
1 calabacín pelado y rayado
1 zanahoria pelada y rayada
2 cucharaditas de eneldo seco *(dill)*
3 o 4 cucharaditas (o al gusto) de ajo picadito
Sal y pimienta al gusto
2 o 3 tomates troceados en seis pedazos cada uno (opcional)
1 taza de agua

Caliente el horno a 375°F. En una cazuela grande sofría las cebollas en el aceite hasta que se pongan transparentes. Añada el caldo de pollo o el agua y hiérvalo. Añada el arroz y la sal y vuélvalo a hervir. Reduzca el fuego, tápelo bien y cocine a fuego bien bajo hasta que el arroz esté listo (de 20 a 25 minutos).

Vacíe el arroz en un tazón y déjelo enfriar. Corte una rebanada de cada pimiento (del lado donde está el tallo y guárdelo para que sirva de tapa), quítele las semillas y las membranas, lávelo y escúrralo boca abajo.

Cuando el arroz esté frío, añada el calabacín, la zanahoria, el eneldo, el ajo y la sal y pimienta al gusto y mezcle bien. Añada el aceite de oliva a la mezcla para humedecerla y que el arroz se una más. Llene los pimientos con el arroz y tápelos con los pimientos o pedazos de tomate.

Engrase el fondo de una cazuela a prueba de horno suficientemente grande como para que los pimientos quepan parados. Añada una taza de agua a la cazuela. Ponga los pimientos en la cazuela y tápela con papel de aluminio. Hornee por 1 hora y media o hasta que los pimientos estén tiernos.

Da entre 12 y 14 pimientos.

Patricia Radicevic lleva treinta años en el negocio de los restaurantes, habiendo adquirido todos sus conocimientos de forma autodidacta, mientras trabajaba. Junto con su esposo, Branco, ella prepara y mantiene cuidadosamente las recetas serbias que provienen de su suegra. En 2002 recibieron el Premio de Comida Regional Clásica Norteamericana de la Fundación James Beard. Han sido reconocidos en publicaciones tales como Gourmet, Bon Appétit *y el diario* The New York Times.

Rosewood Hotels and Resorts dirige y es propietaria de algunos de los establecimientos más exquisitos del mundo. Estos incluyen el hotel Carlyle en la ciudad de Nueva York, The Mansion on Turtle Creek en Dallas, el hotel Al Faisaliah en Riyadh, Arabia Saudita, el Caneel Bay en St. John, en las Islas Vírgenes de EE.UU., The Dharmawangsa en Yakarta, Indonesia, el hotel Crescent Court en Dallas, el Seiyo Ginza en Tokio, Japón, Las Ventanas al Paraíso en Los Cabos, México y Little Dix Bay en Virgin Gorda, en las Islas Vírgenes Británicas.

A continuación mostramos las mejores recetas de los excelentes restaurantes de estos extraordinarios hoteles y complejos turísticos.

Warren Pearson, Al Faisaliah en Riyadh, Arabia Saudita

Filete de carne adobado con especias japonesas

8 onzas de filetes de carne de res (solomillo)
1 limón exprimido
6 onzas de puerros, la parte blanca solamente,
picada en pedazos de 1$^{3}/_{4}$ pulgadas
3 onzas de setas tipo ostra
4 onzas de endivia rizada y lechuga (tipo hojas de
roble) bien lavadas
y secas

Sal y pimienta molida
Semillas de sésamo asadas
Shoga (jengibre encurtido en tiras)

ADEREZO

1 cucharada de *wasabi* (o al gusto)
2 cucharadas de vinagre de jerez
2 cucharadas de vinagre de vino blanco
6 cucharadas de salsa de soja marca *Kikkoman*
Pimienta negra recién molida
1 cucharadita de jengibre rallado
1 cucharadita de cebollinos finos (*chives*)
1 cucharada de miel

Corte el filete en tiras finas y póngalas entre papel encerado o plástico. Golpear ligeramente para hacerlas bien finitas. Rocíe la carne con la mitad del jugo de limón y algo de sal y pimienta.

En agua hirviendo cocine los puerros con el restante jugo de limón y un poco de sal hasta que estén tiernos, y escúrralos. Mezcle los ingredientes del aderezo y adobe los puerros, mientras aún estén calientes, con $^{1}/_{3}$ del aderezo. Sazone las setas tipo ostra con sal y pimienta y sofríalas rápidamente en una sartén antiadherente hasta que estén doradas.

Coloque las hojas de la ensalada y el puerro en platos individuales y con cuidado ponga la carne encima. Decore con las setas aún tibias. Acabe con el resto del aderezo y adorne con semillas de sésamo y el *shoga*.

Da cuatro porciones

Ray Henry, Caneel Bay en Saint John, Islas Vírgenes de EE.UU.

Calamares asados con chile

Aceite de oliva
2 libras de calamares limpios en rodajas, sin los tentáculos
2 dientes de ajo, picaditos
1/2 cucharada de escamas de chile
8 tomates tipo pera, pelados y cortados
1/4 de taza de piñones tostados
1/4 de taza de aceitunas negras cortadas en listas
2 cucharadas de pesto
1 limón exprimido
1/4 de taza de mantequilla
2 cucharadas de vinagre balsámico
Albahaca picada en tiras para adornar

En una sartén caliente el aceite hasta que esté muy caliente (echando humo). Añada los calamares y sofría por 1 o 2 minutos. Sáquelos de la sartén y manténgalos calientes.

Añada el ajo y las escamas de chile y cocine hasta

que estén dorados. Entonces eche los tomates y cocínelos hasta que queden bastante secos. Añada los piñones tostados y las aceitunas. Meta luego los calamares de nuevo y cocínelo todo por dos minutos. Añada el pesto y sazone al gusto. Añada el jugo de limón y la mantequilla, sazone con el vinagre, y sírvalo en tazones pequeños con las tiras de albahaca como adorno.

Da ocho porciones

Jean Louis Dumonet, The Carlyle, en Nueva York

Cassoulet

2 tazas de frijoles blancos o judías
2 muslos de pato a lo *confit* (con un poco de grasa) picados*
1/4 de libra de tocineta gruesa picada
3 o 4 dientes de ajo picaditos
1 *bouquet garni* o ramito de hierbas†
4 a 6 tazas de caldo de pollo
2 a 3 onzas de jamón ahumado cortado en trozos grandes
1/4 de libra de salchicha o embutido de ajo, cortado en cuatro
2 tazas de pan integral rallado

La noche anterior ponga a remojar los frijoles.

Caliente el horno a 425°F. Escurra bien los frijoles. Ponga una cucharada de la grasa que viene con los muslos de pato en una cazuela grande a prueba de horno que tenga tapa. Añada la tocineta y cocine a fuego mediano de 3 a 5 minutos, revolviendo fre-

* El *confit* es la preparación de una pieza de carne cocinada por largo tiempo en su propia grasa y conservada luego en un envase herméticamente cerrado. El *confit* de pato y los embutidos o salchichas de ajo están disponibles de D'Artagnan, Inc., llamando, en los Estados Unidos, al 1-800 DARTAGNAN.

† Para hacer un *bouquet garni*: ate 3 ramitas de perejil, 2 de tomillo fresco y una hoja de laurel fresco con cordel de cocina dentro de un pedazo de estopilla.

cuentemente hasta que esté suave. Añada el ajo y cocine hasta que se ablande, pero sin dorarse, 1 o 2 minutos más. Añada los frijoles y el *bouquet garni*. Vierta las 4 tazas de caldo, sazone al gusto con la sal, aumente el fuego a alto hasta que hierva. Tápelo y páselo al horno. Cocínelo tapado hasta que los frijoles estén suaves, como 1 hora y media. Revuelva a menudo para evitar que se pegue. Añada caldo adicional si es necesario para prevenir que se seque.

Ponga el jamón, la salchicha en rebanadas y el *confit* de pato en el fondo de una cazuela de servir (de 1½ a 2 cuartos de galón) a prueba de horno. Llénela con los frijoles. Cúbralo todo con el pan rallado y devuelva la cazuela al horno. Cocine 20 minutos o hasta que esté dorada arriba y completamente caliente. Sírvalo enseguida.

Da cuatro porciones

Jean-Marie Dubos, Hotel Crescent en Dallas, Texas

Salmón asado con terrina de vegetales y vinagreta de aceitunas kalamata

4 filetes de salmón de 5 onzas cada uno
Zarcillo de guisante, chícharo, o alverja (para decorar)
Aceite de limón (para decorar)
Aceitunas secas (para decorar)

ADOBO

2 cucharadas de páprika
4 cucharadas de semillas de mostaza
1 cucharada de semillas de comino
1 cucharada de polvo de ajo
1 cucharada de semillas de culantro
6 onzas de aceite de oliva

TERRINA DE VEGETALES

Aceite de oliva
Vinagre balsámico
1 cucharadita de orégano fresco picado
2 cucharaditas de tomillo fresco picado, dividido
Sal y pimienta al gusto
12 tiras de calabacín cortadas verticalmente
12 tiras de berenjena japonesa cortadas verticalmente

12 tiras de calabaza amarilla cortada verticalmente
32 pedazos de pimientos asados cortados en tiras finitas
2 onzas de queso de cabra
2 onzas de queso mascarpone

VINAGRETA DE ACEITUNAS KALAMATA

3 tazas de vinagre balsámico
1 ramo de hojas de albahaca pasadas rápidamente por agua hirviendo
1 onza de chalotes picados
1/4 onza de ajo pelado y troceado
1 taza de aceitunas kalamata (aceitunas griegas oscuras)
4 onzas de jugo de aceitunas
Sal y pimienta al gusto
1 1/2 taza de aceite de oliva

Preparación del adobo: en una sartén tueste la páprika, las semillas de mostaza, las semillas de comino, el polvo de ajo y las semillas de culantro. Tenga cuidado de no quemarlas y caliéntelas hasta que las especies de un perfume aromático. Mézclelas con el aceite de oliva. Añada el salmón a este adobo y refrigere por lo menos 12 horas.

Preparación de la terrina de vegetales: combine el aceite de oliva y el vinagre balsámico, el orégano, 1 cucharadita de tomillo y sal y pimienta. Adobe todos los vegetales en esta mezcla por 45 minutos.

Mientras tanto, mezcle el queso de cabra, el mascarpone y el resto del tomillo. Ase los vegetales por ambos lados hasta que estén cocinados por completo. Alterne capas de 4 piezas de cada vegetal en un molde tipo anillo de 3 pulgadas comenzando con la calabaza amarilla, después el pimiento rojo asado y la mezcla de quesos, luego la berenjena y después el calabacín. Presione levemente para que se comprima.

Preparación de la vinagreta: ponga en una mezcladora el vinagre, la albahaca, los chalotes, el ajo, las aceitunas, el jugo de aceitunas y la sal y pimienta. Vaya añadiendo poco a poco el aceite de oliva para emulsionar y refrigérelo hasta que esté listo para usar.

Ase el salmón adobado hasta que esté listo. Para servirlo coloque una rebanada de la terrina de vegetales en cada plato y caliéntela en el microondas por 15 segundos. Añada el salmón y rocíe la vinagreta por todo el plato. Adorne con el zarcillo de guisantes, el aceite de limón y las aceitunas secas.

Chris Janssens, The Dharmawangsa en Yakarta, Indonesia

Ensalada de hinojo asado y aceitunas

4 bulbos de hinojo tierno
2 cebollas rojas cortadas en ocho pedazos cada una
4 tomates tipo pera picados por la mitad
3 cucharadas de aceite de oliva

2 cucharadas de hojas y orégano
Hojas de remolacha u otras hojas verdes de ensalada
1 taza de aceitunas italianas de Liguria (u otras pequeñas)

ADEREZO

3 cucharadas de vinagre de sidra de manzana
2 cucharadas de mostaza de Dijon
2 cucharadas de aceite de oliva
1 diente de ajo aplastado

Caliente el horno a 400°. Ponga el hinojo, las cebollas y los tomates en un recipiente a prueba de horno. Caliente el aceite en una cazuela pequeña a fuego bajito. Añada el orégano a la cazuela y cocine por 3 minutos. Vierta el aceite y el orégano sobre los vegetales y cueza por 30 minutos. Para hacer el aderezo, bata juntos el vinagre, el aceite y el ajo.

Para servir, ponga los vegetales sobre las hojas de remolacha o las otras hojas verdes de ensalada. Salpique la ensalada con las aceitunas y el aderezo.

Shoji Hirota, Hotel Seiyo Ginza en Tokio, Japón

Tarta caliente de tomates maduros con caviar de berenjena y albahaca

4 tomates maduros
4 paquetes de pasta phyllo (que es como el hojaldre)
Aceite de oliva

GRUPO A

1/2 cebolla en rebanadas
1/2 diente de ajo
1 ramita de tomillo
1 hoja de laurel
1 cucharada de aceite de oliva
Sal y pimienta al gusto

GRUPO B

2 rebanadas de tomate semiseco troceado
1/4 de cucharadita de hierbas de Provenza
2 hojas de albahaca troceadas
1/5 de diente de ajo
4 aceitunas negras picadas

GRUPO C

4 libras de berenjena
1 1/4 de taza de aceite de oliva (para asar)
2 cucharadas de aceite de oliva extra virgen
1 1/2 cucharada de filetes de anchoas
5 1/2 cucharadas de pasta de aceitunas negras

1 cucharada de ajo picado
Sal y pimienta al gusto

GRUPO D

5 hojas de albahaca
3 cucharadas de aceite de oliva

Caliente el horno a 350°F. Corte las hojas de phyllo en círculos de 4 pulgadas. Frótelos con aceite de oliva y haga 5 o 6 capas. Póngalas en una bandeja de hornear con peso encima y hornee de 7 u 8 minutos.

Ponga todos los ingredientes del grupo A en un cocotte o cacerola redonda con tapa, tradicionalmente hecha de barro, envuélvalos y cocínelos hasta que todos los ingredientes estén suaves. Quite el tomillo, la hoja de laurel y el ajo.

Añada los ingredientes del grupo B a los del grupo A y mézclelos bien.

Grupo C: corte la berenjena a lo largo por la mitad, corte la carne blanca de la berenjena sin cortar la piel, añada aceite de oliva y sal y hornee hasta que se suavice. Enfríe la berenjena y májela para crear una pasta. Añada los otros ingredientes.

Grupo D: ponga los ingredientes en un mezcladora y haga un pistou (o versión francesa del pesto). Esparza la mezcla del grupo A y la del grupo B en la pasta de phyllo y añada algunas rodajas de tomate (de 1/4 de pulgada). Hornee por 8 minutos. Al servir añada la pasta de berenjena al plato y algunas hojas frescas de albahaca. Para que el plato quede más sabroso y atractivo puede rociarse el pistou alrededor del mismo.

Camarones fritos con vegetales verdes

8 camarones de 6 onzas
Sal y pimienta blanca
1 taza de crema
1 taza de harina
2 cucharadas de mantequilla
2 onzas de judías verdes, ejotes, porotos verdes, o chauchas, hervidos un poco para que queden crujientes.
2 onzas de guisantes de la nieve hervidos un poco para que queden crujientes.
1 cucharada de chalotes picados
2 cucharadas de aceite de avellana
1/3 de taza de nata montada sin endulzar
2 cucharadas de yogurt
1 cucharada de cebollinos finitos chives
2 cucharaditas de chalotes picados
Jugo de limón al gusto

Sazone los camarones con la sal y la pimienta blanca al gusto. Moje los camarones en la crema, rebócelos con la harina y fríalos en mantequilla.

Corte las judías verdes y los guisantes en pedazos de 1/2 pulgada. Póngalos en un tazón; añada los chalotes picados, el aceite de avellana, la sal y la pimienta al gusto y mezcle.

Combine la nata montada, el yogurt, la sal, la pimienta, el jugo de limón, los cebollinos y los chalotes.

Distribuya los vegetales tibios en cada plato, ponga sobre ellos en el centro de cada plato 2 camarones y eche cucharadas de la crema alrededor de cada uno.

Da cuatro porciones

Marc Lippman, Las Ventanas al Paraíso en Los Cabos, México

Ensalada de mango y jicama

16 rebanadas de mango de 1/3 de pulgada de ancho
16 rebanadas de jicama de 1/3 de pulgada de ancho
1 taza de hierbas variadas (perejil italiano, estragón, cilantro, cebollinos chives)
2 cucharadas de aceite de oliva extra virgen
Sal y pimienta al gusto
Vinagreta a lo Habanero (véase la receta)

Corte el mango y la jicama en trozos de 4 pulgadas por 4 pulgadas. En cada plato, comenzando con la jicama y alternado con el mango, haga una torre con cuatro rebanadas de cada uno.

Mezcle con cuidado las hierbas frescas con el aceite de oliva y sazone con sal y pimienta. Adorne cada torre con las hierbas y rocíe con la vinagreta.

Da cuatro porciones

VINAGRETA A LO HABANERO

1 pimiento habanero picadito finito y sin semillas
6 cucharadas de aceite de oliva extra virgen
2 cucharadas de jugo de lima
16 pedazos de lima
Sal y pimienta al gusto

Combine todos los ingredientes bien en un tazón y mézclelos bien.

Michael Rauter, Little Dix Bay en las Islas Vírgenes Británicas

Pez espada del Caribe ennegrecido con lentejas al curry, caviar de berenjena y coulis de pimientos rojos

PEZ ESPADA

1 cucharada de sazón del Caribe tipo jerk
2 cucharadas de aceite vegetal

1/4 de cucharadita de ajo picado
4 filetes de pez espada (de 6 onzas)
Sal y pimienta negra fresca molida al gusto

LENTEJAS AL CURRY

1/2 taza de lentejas rojas, enjuagadas y escurridas
2 rebanadas de tocineta ahumada en manzana y madera partidad por la mitad
1/4 de cebolla picada
1/2 taza de apio picado
1 taza de caldo de pollo o vegetales
1/4 de taza de crema
1 cucharada de polvo curry Madrás
2 cucharadas de mantequilla
Sal y pimienta negra fresca molida al gusto

CAVIAR DE BERENJENA

1 berenjena asada sin las semillas y picada
2 cucharadas de aceite de oliva
2 cucharadas de cebolla roja picadita
2 cucharadas de tomates pelados y picaditos
4 cucharadas de pepino pelado, sin semillas y picadito
1 cucharada de perejil picado
1 1/2 cucharadita de menta picadita
1 diente de ajo muy picado
1 limón exprimido
Sal y pimienta negra fresca molida al gusto

COULIS DE PIMIENTO ROJO

1 pimiento rojo sin las semillas y picado
1 cucharada de jengibre picado
2 cucharadas de cebolla picada
2 tomates grandes, pelados, picados en cuatro y sin pellejo
1 cucharada de aceite vegetal
3/4 de taza de caldo de vegetal o pollo
Sal y pimienta negra al gusto
Ramito de menta para adornar
Chives frescos para adornar

Caliente el horno a 350°F. Preparación del pez espada: mezcle la sazón jerk, el aceite vegetal y el ajo y frótele por todos lados al pescado con esta mezcla. Sazone con sal y pimienta y sofría los filetes por ambos lados. Transfiera el pescado a una cazuela y termine de cocinarlos en el horno por 5 o 6 minutos hasta que esté listo. Póngalo aparte y manténgalo templado.

Preparación de las lentejas al curry: derrita la mantequilla en una sartén y sofría la tocineta con las cebollas hasta que estén transparentes. Añada el polvo curry y sofría por 2 minutos más para que suelte el sabor, teniendo cuidado de no quemarlo. Añada el apio y las lentejas y luego, añadiéndole el caldo, disuelva los restos en el fondo de la cazuela. Cocine a fuego lento hasta que las lentejas estén listas. Añada la crema y sazone con sal y pimienta.

Saque la tocineta y transfiera las lentejas a la mezcladora. Pulse el botón de 2 a 5 segundos hasta que la mezcla se haga un poco puré pero aún tenga trozos gruesa y una consistencia firme. Póngala aparte y manténgala templada.

Preparación del caviar de berenjena: en un tazón grande mezcle todos los ingredientes y refrigérelos.

Preparación del coulis de pimientos rojos: caliente el aceite en una sartén, añada las cebollas y sofría hasta que estén transparentes. Añada el jengibre, el pimiento, los tomates y continúe cocinando por dos minutos. Añada el caldo y revuelva bien. Cocine a fuego bajito hasta que los pimientos estén suaves. Sazone al gusto y viértalo en una mezcladora. Bata hasta que esté suave. Páselo por un colador fino, ajuste la sazón, déjelo aparte pero mantenga el plato tibio.

Para servir ponga unas lentejas en el centro de cada plato; ponga entonces un pedazo de pez espada sobre las lentejas y termine añadiendo el caviar de berenjena.

Rocíe el coulis alrededor del pescado y adorne con menta fresca, cebollinos finitos y pimienta fresca molida.

Da cuatro porciones

*Ensalada de pimientos asados Little Dix Bay con confit de atún y hummus**

CONFIT DE ATÚN

1 libra de atún de aleta amarilla

3 cucharaditas de sal gruesa de mar
3/4 de taza de aceite vegetal
3/4 de taza de aceite de oliva
2 dientes de ajo
1/2 hoja de laurel
4 cucharadas de jengibre aplastado
2 pedazos de anís de estrella
1/2 rama de canela
1 ramito de romero
1 ramito de tomillo
1 1/2 cucharadita de granos de pimienta negra

ADOBO MARINADO

2 cucharadas de aceite de oliva
Chorrito de jugo de limón
Chorrito de aceite de sésamo
2 albaricoques secos picaditos
Chorrito de vinagre balsámico
Sal y pimienta al gusto

* Paté de garbanzo originario del Medio Oriente

Hummus

1 taza de garbanzos lavados y remojados desde la noche anterior en agua
3 tazas de agua para remojar los garbanzos
1/3 de taza de *tahini* o crema de ajonjolí
1/2 taza de aceite de oliva
1/2 taza de jugo de limón
2 dientes de ajo aplastados
Sal al gusto

Ensalada de pimientos asados

1 pimiento amarillo asado, sin la cáscara y picado en tiritas
1 pimiento rojo asado, sin la cáscara y picado en tiritas
1/4 de cebolla roja picadita
2 cucharadas de vinagre balsámico
2 cucharadas de aceite de oliva
2 cucharadas de piñón
1 pizca de hojas de albahaca picadas en tiritas
Sal y pimienta negra fresca molida al gusto

PARA ADORNAR

Ramitos de menta
Pan tipo *lavosh* (es un pan delgado, como una galleta de 6 a 14 pulgadas de diámetro: prvinene originalmente de Oriente Medio)
Garbanzos cocinados
Aceite de oliva
Pimienta negra fresca molida

Preparación del atún: rocíe el pescado con sal y déjelo reposar por 4 horas en el refrigerador. Caliente el aceite vegetal y de oliva juntos en una sartén a fuego alto. Cuidadosamente ponga el pescado y el resto de los ingredientes en el aceite e inmediatamente déjelo refrescar a temperatura ambiente. Mientras tanto, prepare el adobo combinando todos los ingredientes en un tazón grande. Saque el pescado del aceite, séquelo y rómpalo en trozos y adóbelo. Póngalo en el refrigerador.

Preparación del *hummus*: hierva los garbanzos en una cazuela con 3 tazas de agua hasta que estén suaves. Póngalos una mezcladora, añada el resto de los ingredientes y bata hasta que estén cremosos. Deje enfriar aparte.

Preparación de la ensalada de pimientos asados: combine los pimientos y el resto de los ingredientes y póngalos a enfriar.

Para servir ponga un molde tipo anillo de tres pulgadas en el centro de cada plato y llénelo hasta la mitad con la ensalada de atún adobaba. Sobre esto ponga la ensalada de pimientos asados y quite el molde. Usando dos cucharas ponga un montoncito del *hummus* sobre el atún y la ensalada de pimientos. Adorne con menta, pan *lavosh* y garbanzos; rocíe aceite de oliva sobre la ensalada y el plato. Termine con pimienta negra molida al gusto.

Da cuatro porciones

Dean Fearing, The Mansion on Turtle Creek en Dallas, Texas

Sopa de frijoles negros al estilo de Texas

1 taza de frijoles negros secos
1 cebolla picada
3 dientes de ajo picados
1 chile jalapeño sin semillas y picado
1 puerro pequeño (la parte blanca solamente) picado
1 tallo de apio picado
4 ramitas de cilantro fresco
1 cuarto de galón o 4 tazas de caldo de pollo
1 taza de pedacitos o sobras de jamón o un hueso grande de jamón
Sal al gusto
Pimienta negra molida al gusto
1 limón exprimido

Enjuague los frijoles y bote aquellos que estén encogidos o mal formados. Cubra los frijoles con agua fría y cocínelos por 2 o 3 horas. Cuando estén listos, escúrralos.

Ponga los frijoles remojados, la cebolla, el ajo, el chile, el porro, el apio, el cilantro el caldo de pollo y el jamón en una cazuela honda y hiérvalo todo por 2 horas, o hasta que los frijoles estén muy suaves, quitándoles la espuma frecuentemente.

Cuando los frijoles estén suaves, quíteles los tropiezos y el hueso de jamón. Eche los frijoles a la mezcladora (hágalo en tandas si es necesario) y bata hasta que queden suaves. Páselos por un colador y sazone al gusto con sal, pimienta y jugo de limón. La sopa debe de ser gruesa, pero no demasiado; si esta demasiado gruesa, añádale un poco de caldo de pollo caliente.

29 | Los mitos

Queremos desacreditar algunos de los conceptos que, después de rodar de boca en boca por tanto tiempo, casi se han vuelto realidad y que, por lo tanto, son generalmente aceptados incluso por la mayoría de los médicos. La verdad es que, en general, los médicos, dietistas y otros profesionales del campo de la salud saben muy poco acerca de la interacción de los carbohidratos, las grasas y las proteínas una vez que entran en el cuerpo. Este es un área donde los dogmas, ciertos o falsos, se han mantenido y donde ciertos puntos de vista han sido convenientemente perpetuados por muchos años, mientras que sólo unos pocos individuos los han cuestionado. Examinemos algunos de estos puntos de vista con más detenimiento.

Las calorías y la pérdida de peso

¿Qué, exactamente, es una caloría, y por qué es tan importante? Una caloría es la cantidad de calor que se necesita para elevar 1 grado centígrado la temperatura de 1 un kilogramo de agua (de 15°C a 16°C). En otras palabras, es la medida de la cantidad de energía requerida para alcanzar cierto resultado. ¿Pero cómo se relaciona esto al cuerpo humano, y qué quiere decir para nosotros?

Si fuéramos maquinas de combustión interna o calderas, podríamos ver fácilmente cómo este concepto sería importante, ya que porque cualquier cantidad de combustible que entrara en nuestro motor saldría una medida equivalente de energía. En teoría, si se consumiera un cierto número de calorías, el cuerpo tendría que gastar esta energía en un periodo determinado de tiempo para quedar en un nivel neutral de calorías. Si no, siempre se ha asumido que el cuerpo convertiría el exceso de calorías en energía almacenada (grasa) para ser utilizada más adelante. Por décadas ésta ha sido la teoría tradicional, habiendo sido (desgraciadamente) aceptada por la mayoría de los nutricionistas profesionales. Según esto, si la entrada de calorías excede los requisitos calóricos, la grasa se acumulará.

La mayoría de estas premisas están basadas en investigaciones conducidas hace décadas, las cuales no fueron verificadas por otros investigadores, o no estaban sujetas al tipo de escrutinio y refinamiento que se usa en las investigaciones científicas actuales. P. Webb revisó un número de estudios y determinó que el consumo de energía (calorías) no es suficiente para predecir el aumento o la pérdida de peso en un individuo.[1] De todos modos, la teoría de las calorías es ampliamente aceptada y se ha grabado en la mentalidad popular.

Afortunadamente, los seres humanos no han evolucionado como motores, y nunca ha sido la intención que tanto los requisitos calóricos como el consumo estén en un equilibrio perfecto o tan perfectamente balanceados que pequeñas variaciones en cualquier dirección deban de causar preocupación. En los seres humanos el peso es regulado por mecanismos integrados y bien coordinados que buscan un equilibrio entre el consumo de alimentos y el uso de la energía, y lo cierto es que nadie conoce cómo es que el cuerpo logra este proceso tan complejo. Sabemos que reducir la cantidad de calorías en la dieta sólo logra una pérdida de peso transitoria, así que tiene que haber un proceso compensatorio u otra explicación.

Los estudios han demostrado que cuando las personas se ponen a dieta, el cuerpo ajusta sus requisitos de energía para gastar menos energía para funcionar.[2] Esto presenta un tipo de resistencia a mantener una reducción de peso aunque se mantenga la misma dieta de bajas calorías. Este asombroso fenómeno explica el por qué de los resultados mediocres a largo plazo de la mayoría de los tratamientos para la obesidad. También nos sentimos muy mal cuando comemos menos de lo acostumbrado, y somos pocos los que viviremos el resto de nuestras vidas privándonos voluntariamente de comer: a la larga nos rendiremos ante uno de los placeres más grandes de la vida, que es el comer en cantidades normales.

Nuestro punto de vista es que las calorías no son de por sí tan importantes como los tipos de alimentos que ingerimos, cómo los ingerimos, y cuál es el proceso metabólico que controla la asimilación. Lo que sí sabemos es que se pueden ingerir cantidades normales, y hasta cantidades grandes de los alimentos indicados por periodos indefinidos, ¡y sin aumentar de peso!

Las grasas y el aumento de peso

Como las grasas proveen más calorías por gramo (9) que los carbohidratos o las proteínas (4), siempre ha existido el mito de que las grasas son malas. Esto ha sido afirmado por el mito de contar calorías, o sea, que los gramos de grasa resultarán en más calorías que los gramos de carbohidratos. Por lo tanto, comer menos grasa y más carbohidratos resultará en un consumo total de menos calorías y en una dieta más saludable. Este razonar ha dado un tremendo ímpetu al consumo de ciertos tipos de carbohidratos, tales como las pastas, las papas y el arroz. Esta moda ha llegado a alcanzar proporciones sin precedentes en los Estados Unidos con la locura actual de moda de comer mucha pasta.

El hecho es que las grasas no necesariamente causan el aumento de peso. Es más, el cuerpo necesita las grasas para muchas funciones, desde la producción de hormonas hasta la absorción de las vitaminas. Es cierto que muchas personas consumen más grasa de la necesaria, pero esto se debe a que las grasas están presentes en muchos productos alimenticios que se han vuelo populares en los Estados Unidos, como los donuts, el pollo frito y las papas fritas. Así es que aunque el consumo de una cantidad razonable de grasas es saludable, estamos de acuerdo en que es generalmente necesario reducir la cantidad de grasas saturadas que se consumen en la dieta normal estadounidense.

Ya que ingerir tanto grasas como carbohidratos puede causar cambios en el colesterol, es muy importante señalar que algunas grasas bajan el colesterol, mientras que otras lo aumentan. Por ejemplo, los ácidos grasos monoinsaturados (que se encuentran en el accite de oliva, el aceite de canola, el aceite de maní o cacahuetes, y las pacanas) pueden ser buenos para los pacientes con enfermedades arteriales coronarias o con riesgo de padecerlas.

Los bajos niveles de enfermedades coronarias en los países mediterráneos han sido confirmados por estudios fiables. En esos países, un gran porcentaje de las calorías que se consumen provienen de las grasas monoinsaturadas, sobre todo del aceite de oliva. Otros estudios demuestran que un beneficio similar se obtiene de las nueces del nogal y de las almendras, ambas ricas en grasas monoinsaturadas.[3]

En un estudio reciente en el que a los pacientes se les asignó aleatoriamente una dieta de tipo mediterráneo, que comparada a una dieta estándar, tiene un alto contenido de vegetales, frutas frescas, granos integrales y aceite de oliva, después de 27 meses, los pacientes tuvieron una reducción de un 79 por ciento en los problemas cardiovasculares más importantes.[4]

Sin embargo, la dieta que se les recomienda a los pacientes con riesgo de enfermedades coronarias es la de consumir de un 70 a un 85 por ciento de las calorías en la forma de carbohidratos, con muy poca cantidad de grasa y proteína. Es muy posible que esta sea una recomendación errónea para muchos pacientes, ya que este tipo de dieta puede tener el efecto de elevar los niveles de triglicéridos y bajar los niveles de lipoproteína de alta densidad (del colesterol "protector": cuanto más alto el HDL, mejor).

Otro tipo de grasa que puede ser favorable para el corazón son los ácidos grasos poliinsaturados omega-3 que se encuentran en los aceites de pescado y la linaza. Estos aceites rebajan los niveles de los triglicéridos y disminuyen la adherencia de las plaquetas en la sangre. Los triglicéridos elevados y las plaquetas "pegajosas" pueden contribuir a la arteriosclerosis.

Nuestro punto de vista es que no todas las grasas son iguales, y que no se debe de considerar que todas tienen el mismo efecto al ingerirse. Es más, muchas son beneficiosas (véase el capítulo 26).

El colesterol

Un mito relacionado con este tema es la historia del colesterol. Hasta la década de los años 1960 ni se pensaba en el colesterol. En esa época fueron emitidas directrices en los Estados Unidos que avisaban sobre los peligros de la mantequilla, los huevos, la manteca y otras grasas animales. Esto produjo la moda actual de clasificar los alimentos en dos tipos: los saludables y los que no lo son.

La relación entre las grasas (triglicéridos), el colesterol, y las enfermedades cardiovasculares fue presentada originalmente en el "estudio de siete países". Este estudio recomendaba que el consumo de grasa fuera reducido a un 30 por ciento de toda la energía ingerida. Sin embargo, el estudio reveló que en los Países Bajos el porcentaje de energía derivado de la grasa era de un 48 por ciento pero, aún así, la esperanza de vida ¡era una de las más altas en Europa! De la misma manera, en la isla de Creta el 40 por ciento de la ingestión total de energía era en forma de grasa, pero las incidencias de enfermedades cardiovasculares eran de las más bajas en Europa. Estas inconsistencias nunca han sido explicadas satisfactoriamente, aunque estamos de acuerdo con que los niveles demasiado elevados del colesterol (más de 300 mg/dL) están muy vinculados con las enfermedades cardiovasculares.[5]

Es más, los estudios clínicos dirigidos a reducir los lípidos sanguíneos, incluyendo el colesterol, no han demostrado una disminución consistente en el índice de mortandad a pesar de su éxito en lo que se refiere a la disminución del colesterol. Según otros estudios, más de la mitad de los pacientes que padecen de enfermedades coronarias tenían niveles de colesterol de menos de 200 mg/dL.[6] Por lo tanto, el mensaje es, en la mayoría de los casos, que guiarse solamente por el total del colesterol no es la manera más fiable de evaluar el riesgo de padecer enfermedades cardiovasculares.

31 | Los productos ¡Sugar Busters!

Como queremos responder a los numerosos pedidos que hemos recibido para que desarrollemos y ofrezcamos productos para las personas que siguen el estilo de vida *¡Sugar Busters!*, ahora tenemos a la venta una variedad de alimentos en ciertas regiones de los Estados Unidos. Para determinar si estos productos están disponibles en la región donde vive, visite el sitio Web *www.sugarbusterfoods.com*, el cual está dirigido por las mismas personas quc hacen el márketing de los productos Camellia, nuestro nuevo conccsionario para la supervisión de la fabricación y la distribución de los productos. Si los productos no están disponibles en su supermercado local, solicite al gerente quc los obtenga.

Existen actualmente otros libros que recomiendan el consumo de alimentos bajos en glicémicos. En nuestra opinión, los productos que se ofrecen bajo la marca *Author's Choice (¡Sugar Busters!)* deben de ser compatibles con algunas de las dietas, como *The Zone, Protein Power* o incluso las últimas propuestas de la dieta Atkins. Por supuesto,

30 | Las preguntas que más nos hacen

Las siguientes son algunas de las preguntas que se recibieron después de que fuera publicado el original *Sugar Busters! Cut Sugar to Trim Fat.*

P1. La mayoría de los nutricionistas todavía mantiene que lo que determina la pérdida o el aumento de peso son las calorías consumidas versus las calorías quemadas. ¿Por qué ustedes no están de acuerdo, y en que evidencia se basan?

R1. Creemos que son las calorías consumidas versus las calorías *usadas* por el cuerpo. El cuerpo metaboliza las calorías de algunos alimentos de mancras diferentes a otros. Hemos observado, tanto en nosotros mismos como en otros, que el consumo de carbohidratos bajos en glicémicos, e incluso carnes muy cargadas de calorías y las grasas vegetales como el aceite de oliva, proveen una pérdida de peso a largo plazo si se compara con el consumo de calorías de carbohidratos altos en glicémicos. Investigaciones clínicas demuestran que el índice de masa corporal resulta más bajo para aquellos que se alimentan a base de dietas con carbohidratos de índices glicémicos bajos aunque ingieran la misma cantidad de calorías de sus homólogos que no siguen la misma dieta.

P2. ¿Cuánta proteína es demasiada o es peligrosa?

R2. No encontramos ningún dato basado en estudios que indique que una dieta con un 30 por ciento de proteína sea nociva, excepto para las personas que de algún modo ya padezcan de los riñones. Por otro lado, una dieta con un 50 por ciento de proteína (más la grasa asociada con ésta) significa que uno se tendría que privar de cantidades significativas de las vitaminas, minerales, fibra y otros nutrientes que se consumen normalmente en una dieta con un porcentaje más alto de frutas y vegetales.

P3. ¿Es la leche entera dañina? ¿Hace aumentar de peso?

R3. La leche entera (sin descremar) es saludable, y consumida en las mismas cantidades que la descremada no le debe de engordar. La leche con crema sí le añadirá al total de grasa saturada en la dieta si su consumo de otros alimentos sigue igual.

P4. ¿Qué es más saludable, la mantequilla o la margarina?

R4. Ya que la margarina contiene grasa trans (la

grasa dañina), diríamos que es mejor la mantequilla, a no ser que la margarina especifique que no contiene grasa trans. Un poco de mantequilla salada puede añadir a los platos el sabor que no logra la margarina. Por cierto, si usa mantequilla sin sal, puede ser que, sin saberlo, acabe usando más para lograr el mismo sabor que da la mantequilla que contiene sal.

P5. Como la carne no contiene fibra, ¿contendrá suficiente fibra una dieta de sólo 40 por ciento de carbohidratos?

R5. Sí, pero sólo si los carbohidratos son (tal como recomendamos en *¡Sugar Busters!*) predominantemente los que tienen un índice glicémico bajo y son altos en fibra.

P6. ¿Por cuánto tiempo se puede seguir el estilo de vida *¡Sugar Busters!* de manera segura y exitosa?

R6. ¡Toda la vida!

además de las dietas, creemos que estos productos son saludables para cualquier persona interesada en una alimentación sana. Estos productos son muy útiles para los diabéticos, quienes al comenzar a alimentarse de una manera baja en glicémicos, van a necesitar que su médico les controle los nuevos requisitos medicinales.

Los siguientes productos están siendo fabricados bajo las marcas *¡Sugar Busters!*® y *Author's Choice*™:

7 tipos de panes, panecillos, y pan de pita 100 por ciento de trigo integral
6 tipos de pastas 100 por ciento de trigo integral
5 tipos de aderezos de ensalada sin azúcar
1 tipo de mayonesa sin azúcar
6 sabores de refrescos para los deportistas sin azúcar *(Refresher)*
4 sabores de helado sin azúcar
4 sabores de barras de helado sin azúcar
6 sabores de yogurt sin azúcar

32 Los grupos de apoyo ¡Sugar Busters!

Si usted está leyendo *¡Sugar Busters!* es porque está motivado a reducir de peso y/o a mejorar su química sanguínea. Sus nuevos conocimientos cambiarán su actitud acerca de los alimentos y qué sucede con ellos cuando se ingieren. ¿Podrán la motivación inicial, la actitud, y el éxito ser lo suficiente fuertes como para que no caiga de nuevo en su modo antiguo de comer? Para muchos la respuesta es sí. Para otros es más difícil evitar las tentaciones que están siempre presentes para desviarlos de un nuevo estilo de vida. ¿Cómo apoyar a su perseverancia? Este capítulo es para aquellos de ustedes que quisieran un poquito de ayuda para decirle que no a la tentación.

Innumerables personas han podido rebajar de peso y mantenerse en su peso ideal siguiendo el estilo de vida *¡Sugar Busters!*. Otros han encontrado ánimo y apoyo en el sitio Web de *¡Sugar Busters!* (*www.sugarbusters.com*), especialmente en la sección de intercambio de comentarios *Sweet Talk Plus Board*, que provee una manera de trocar ideas sobre recetas, comidas "aprobadas" y preguntas a problemas específicos.

Pero, ¿y esas personas que necesitan aún más ayuda? Creemos que la respuesta puede ser un grupo de apoyo. Por ello queremos proveerle con un plan para iniciarlo e ideas para que éste sea efectivo.

Hay fuerzas poderosas que trabajan en contra de nuestra motivación inicial. Unas vacaciones o una celebración familiar pueden causar la interrupción de nuestro régimen dietético. Otros eventos que hay que tener en cuenta cuando se fracasa son los problemas familiares y las relaciones personales, las dificultades en el empleo, los horarios frenéticos y hasta los ataques de depresión. También nos podemos acordar de los fracasos que ya tuvimos anteriormente en otras dietas. Por supuesto, antes sólo teníamos a nuestra disposición la información errónea para rebajar de peso: "reduzca su consumo de grasas" en vez de "escoja los carbohidratos adecuados."

¿Y por qué contar con un grupo de apoyo? Un grupo de apoyo puede darles a sus miembros una oportunidad para el desarrollo personal y el intercambio. Por ende, los miembros del grupo comparten las dificultades, los errores que cometen y un sentido de "estar en el mismo bote". El grupo les ofrece a sus miembros la oportunidad de aprender que los demás también están enfrentando los mismos problemas. El intercambio de conocimientos e ideas promueve el progreso. Los miembros pueden unir sus objetivos con las metas optimistas de otras personas en el grupo para así progresar juntos. Un grupo de apoyo también da ánimo cuando los miembros se enfrentan a los escollos del camino, como los estancamientos en la pérdida de peso (véase el capítulo 22) y, además, ofrece diferentes perspectivas para medir el éxito en la obtención de las metas trazadas.

Un grupo de apoyo puede ser tan estructurado o tan informal como lo deseen sus miembros. Por ejemplo, dos o más personas pueden reunirse a caminar varias veces por semanas y hablar sobre cómo va su progreso. Asimismo, el grupo de apoyo puede ser una reunión semanal o mensual en un lugar establecido con pocos o muchos miembros, un líder designado, y una agenda planeada. Cualquier tipo de grupo puede valer para todas aquellas personas que se sientan involucradas.

Aunque pueda haber mucha flexibilidad en el formato del grupo, hay ciertas reglas que se deben seguir, como en cualquier grupo de apoyo. Una meta del grupo debe ser crear un ambiente acogedor, donde las personas no sean criticadas, para que así los miembros se sientan libres de hablar sin sentir vergüenza. Nunca se deben permitir los comentarios despectivos. He aquí algunos elemtos útiles a tener en cuenta al crear un grupo de apoyo.

La confidencialidad. Tiene que ser respetada para fomentar un ambiente de confianza entre los miembros. Es esencial mantener las revelaciones personales en confianza.

Eviten dar opiniones médicas. Ese tipo de consejos deben seguir siendo el dominio de los profesionales médicos. Pero los miembros del grupo sí pueden contar sus propias experiencias de cómo mejoraron su salud con el estilo de alimentación *¡Sugar Busters!*.

El liderazgo del grupo debe de rotar. Es bueno que haya una alternancia en las funciones de dirección. Compartir esta labor les dará a todos un sentido de unidad y participación en el grupo. Una de las labores más importantes del líder del grupo es lograr la participación de todo el mundo, pero sin forzar a nadie a compartir sus experiencias personales, a no ser que esa persona se sienta cómoda haciéndolo. El líder del grupo debe mantener la conversación interesante y amena y no permitir que nadie, ni siquiera él o ella, la acapare. Un "vamos a oír lo que tiene que decir otra persona sobre este tema" dicho a tiempo puede ser muy efectivo para mantener la discusión agradable.

Cómo empezar. Agrupe a los organizadores y escoja cntre las siguientes sugerencias y normas, decidiendo durante la primera reunión sobre un formato preliminar que puede ser refinado en el futuro.

1. Designen a una persona para que sea líder y elijan un nombre para el grupo. Decidan cómo se va a rotar el liderato del grupo.
2. Decidan qué tamaño quieren que tenga el grupo y busquen miembros a través de las amistades, el trabajo, la iglesia los grupos sociales y los lugares de hacer ejercicio.

3. Decidan dónde van a tener lugar las reuniones: en las casas de los miembros, en una iglesia, una escuela o quizás en una biblioteca.
4. Acuerden la hora y la frecuencia de las reuniones.
5. Recojan la información de cada persona: el número telefónico, la dirección, y la dirección de correo electrónico.
6. Discutan cuál va a ser la política del grupo en cuanto a la confidencialidad y el respeto a la opinión ajena.
7. Decidan en un formato para las reuniones. Tener un formato ayuda a traer más ideas y temas a discutir a las reuniones.

Las normas generales casi siempre realzan la efectividad de la mayoría de los grupos de apoyo. Sin embargo después que se termine con la parte empresarial, es hora entonces de dar apoyo, ánimo, tener cohesión y empezar la reunión. Normalmente el nivel de discusión animada y el intercambio de ideas aumentará en las próximas reuniones. Algo importante de recordar es que no se está en un grupo para "arreglar" a alguien. Al contrario, se participa en un grupo de apoyo para ganar conocimiento del comportamiento propio, recibir y dar opiniones, sostén, conocimientos y para apoyarse mutuamente. Ofrecemos las siguientes ideas para iniciar un formato y una discusión:

Comiencen la primera discusión del grupo preguntándoles a los miembros que cuenten sus historias personales de un modo breve, pero no fuercen a nadie a hablar hasta que la persona se sienta cómoda haciéndolo.

Determinen cómo se hablará de la pérdida de peso. Muchas personas reportan tres números: el peso inicial, el peso actual y el peso que desean alcanzar. Tengan un libro *¡Sugar Busters!* disponible en las reuniones.

Debe de alentarse a los miembros a que traigan artículos sobre los beneficios de las diferentes frutas, vegetales y granos, nuevas ideas para discutir e información sobre productos o recetas de la sección *Sweet Talk Board* del sitio Web de *¡Sugar Busters!* a las reuniones.

Los patrones de conducta pueden hacerse evidentes. Compile una lista de los eventos o los sentimientos que precipitaron el comer demasiado o "hacer trampa". Estas causas psicológicas que ocasionan los problemas alimenticios pueden ser un tema constante de discusión en los grupo de apoyo.

Si algunos miembros lo desean, comiencen un sistema de colegas que estén disponibles para llamarse durante la semana si ocurren problemas de alimentación.

Limiten las bebidas a refrescos sin azúcar. De vez en cuando, quizá un mes sí y otro no, hagan una comida donde cada miembro traiga su plato favorito *¡Sugar Busters!* con copias de la receta para todos.

Asegúrese de que haya suficiente comida para todo el mundo, y recuerde: nadie debe comer dos veces; sólo se permite repetir la ensalada de hojas verdes.

El líder debe preparar una declaración corta para comenzar la reunión que ayudará a los miembros a reafirmar el compromiso que han hecho con el sistema de alimentación *¡Sugar Busters!*, y también su afirmación en los esfuerzos del grupo. Cuando las mejoras, tanto en el peso como en la salud, empiecen a notarse el grupo se unirá más, y así se volverá como un equipo. Nadie querrá defraudar al equipo desviándose de su meta individual. Esto es una intensificación de la motivación que ofrece la dinámica de un grupo o un equipo. Si algunos miembros son más competitivos que otros, déjenlos que excedan sus metas anteriores.

¡Sugar Busters! es un estilo de vida muy saludable, de eso puede estar seguro. Es por eso que tantas personas que han probado *¡Sugar Busters!* lo mantienen, tengan o no que perder peso. Con el estilo de vida *¡Sugar Busters!* nos sentimos mejor, y con los grupos de apoyo nos sentiremos mejor juntos.

Notas

Capítulo 1. Introducción

1. *Billings Gazette*, 23 de octubre de 2002, Sección C, p. 1.
2. Transmisión del noticiero *ABC World News Tonight with Peter Jennings*, 22 de agosto de 2002.
3. Comarow, Avery, "America's Best Hospitals, 2002", *U.S. News and World Report*, 23 de julio de 2001.
4. Comunicación personal con la doctora Margaret Spitz, octubre de 1998.
5. "Secrets of Successful Dieters", *Harvard Women's Health Watch*, mayo de 2002, p. 4.
6. Comunicación personal con la doctora Ann DeWees Allen, nutricionista del equipo de fútbol Tampa Bay Buccaneers.

Capítulo 2. El índice glicémico

1. Larsson, C. L., y Johansson, G.K., "Dietary Intake and Nutritional Status of Young Vegans and Omnivores in Sweden", *American Journal of Clinical Nutrition*, julio de 2002, vol. 76, núm. 1, pp. 1100-1106.
2. Heaton K. W., et al., "Particle Size of Wheat, Maize and Oat Test Meals: Effects on Plasma, Glucose and Insulin Response and on the Rate of Starch Digestion

in Vitro", *American Journal of Clinical Nutrition*, 1998, 47, pp. 675-682.

3. Brody, Jane, "Fear Not That Carrot, Potato or Ear of Corn.", *The New York Times,* 11 de junio de 2000, sección D8.
4. Jibrin, Janis R.D., "The Good Carbs", *Prevention*, mayo de 2001, p. 144.
5. Brand-Miller, Jennie et al., *The Glucose Revolution Life Plan,* Marlowe & Co., 2001.
6. "Glycemic Load, Diet, and Health", *Harvard Women's Health Watch,* junio de 2001, pp. 1-2.

Capítulo 5. La prevención

1. Williamson, D. F., " The Prevention of Obesity", *New England Journal of Medicine*, 7 de octubre de 1999, vol. 341, pp. 1140-1141.
2. Associated Press, "Study Verifies Obesity Dangers", *Billings Gazette,* 7 de octubre de 1999, p. 24.
3. Fung, T.T. et al., "Whole-Grain Intake and the Risk of Type 2 Diabetes: A Prospective Study in Men", *American Journal of Clinical Nutrition*, septiembre de 2002, vol. 76, núm. 3, pp. 535-540.
4. Comunicación personal con el doctor Paul K. Welton.
5. *Consumer Reports on Health*, junio de 2002, p. 7.
6. "You've Survived the Cancer: Now What?" *Tufts University Health and Nutrition Letter,* febrero de 2003: i.

Capítulo 6. La epidemia de la obesidad en la niñez (y qué hacer al respecto)

1. Pierce, N., "Physical Education is Getting Set for a Comeback", *San Antonio Express*, 1 de abril de 2002.
2. García, L., "Picking Up the Pace in PE: The Right Move?", *Dallas Morning News*, 10 de mayo de 2002, p. 11A.
3. Hellmich, Nanci, "Extra Weight Shaves Years Off Lives," *USA Today,* 7 de enero, 2003: 2A.

Capítulo 8. La insulina

1. Kahn, C.R. y Weir, G.C., *Joslin's Diabetes Mellitus,* Filadelfia, Lea y Febiger, 1994, decimotercera edición.
2. O'Keefe Jr, J.J., Lavie Jr., C.J. y McCallister B.D., "Insights into the Pathogenesis and Prevention of Coronary Artery Disease", *Mayo Clinic Proceedings,* 1995, 70, pp. 69-79.
3. Wolver, T.M.S. et al., "Beneficial Effects of Low-Glycemic Index Diet in Overweight NIDDM Subjects", *Diabetes Care,* 1992, 15, pp. 562-64.
4. Jenkins, D.J.A. et al., "Glycemic Index of Foods: A Physiological Basis for Carbohydrate Exchange", *American Journal of Clinical Nutrition,* 1981, 34, pp. 362-66.

Capítulo 11. Alimentos aceptables y sus sustitutos

1. Knowler, W.C. et al., "Diabetes Mellitus in the Pima Indians: Incidence, Risk Factors and Pathogenesis", *Diabetes and Metabolism Review,* 1990, 6, pp.1-27.

Capítulo 13. Por qué <u>¡Sugar Busters!</u> funciona para las personas diabéticas

1. "Experts Define 'Pre-Diabetes' and Call for Screening", *Tufts University Health and Nutrition Letter,* mayo de 2002, p. 7.
2. Knowler, W.C., et al., "Diabetes Mellitus in the Pima Indians: Incidence, Risk Factors, and Pathogenesis", *Diabetes and Metabolism Review,* 1990, 6, pp. 1-27.
3. Jennie B. Miller, et al., *The GI Factor,* Rydalmere, Australia: Hodder Headline Australia PTY Ltd., 1996.
4. Anita Manning, *USA Today,* 17 de abril de 2002.
5. "TV Watching and Diabetes", *Consumer Reports on Health,* febrero de 2002, p. 6.
6. *Journal of the American Medical Association,* 12 de febrero de 1997, vol. 227. núm. 6.

Capítulo 15. El plan ¡Sugar Busters! para tener un corazón saludable

1. Guyton, A.C. y Hall, S.E., *Textbook of Medical Physiology*, Filadelfia, W.B. Saunders, 2000, décima edición.

Capítulo 17. El ejercicio

1. *Tufts University Health and Nutrition Letter*, julio de 2002, p. 6.

Capítulo 18. Los súper alimentos

1. "Supplements Slow the Course of Macular Degeneration", *Harvard Women's Health Watch,* diciembre de 2001, pp. 1-2.
2. "Fruits and Veggies Protect Your Heart", *Enviromental Nutrition,* agosto de 2002, p. 1.
3. "How Beans Help Your Heart", *Consumer Reports on Health,* agosto de 2002, p. 6.
4. "Say Nuts to Diabetes," *Massachusetts Medical Society Health News,* febrero de 2003: 4.
5. Albert, C.M. et al., "Blood Levels of Long-Chain n-3 Fatty Acids and the Risk of Sudden Death", *New England Journal of Medicine,* 11 de abril de 2002, vol. 346, núm. 15, pp. 1113-1118.
6. "Bring on the Chocolates, Valentine!", *Harvard Women's Health Watch,* febrero de 2002, p. 3.

Capítulo 19. La verdad sobre los refrescos

1. *Joint Report of the American Dental Association and the Council on Scientific Affairs to the House of Delegates: Response to Resolution 73 H-2000*, octubre de 2001.
2. Ludwig, D.S. et al., "Relation Between Consumption

of Sugar-Sweetened Drinks and Childhood Obesity: A Prospective, Observational Analysis", *The Lancet*, 17 de febrero de 2001, vol. 357, núm. 9255.

3. Williams, S.R., *Nutrition and Diet Therapy*, St Louis: Times Mirror/Mosby College Publishers, 2001, decimoprimera edición.
4. Warshak, G., "Teenage Girls, Carbonated Beverages and Bone Fractures", *Archives of Pediatric Medicine,* junio de 2000, vol. 154, núm. 6, pp. 610-613.
5. Comunicación personal con el Dr. Jim Landers, D.D.S.

Capítulo 25. ¿Se debe o no beber?

1. "How Wine Took Center Stage", *Wine Spectator,* 15 de diciembre de 2001, p. 45.
2. Íbid.
3. Hentik-Mansson, Pat, "Recommending Alcohol for the Elderly", *Wine Spectator,* 15 de diciembre de 2001, p. 62.

Capítulo 26. Grasa sí, grasa no

1. Taubes, Gary, "The Soft Science of Dietary Fat", *Science,* marzo de 2001:2536–2545.
2. Hellmich, Nancy, "Intake of Calories, Fat Up", *USA Today,* 17 de enero de 1996.
3. "Reduced Fat/Low Calorie", *Massachusetts Medical Society Health News"*, agosto de 2002, p. 9.
4. "Most Feared Cancers: For Women, It's Breast Cancer. Can Diet Help?", *Environmental Nutrition,* agosto de 2002, p. 4.

Capítulo 29. Los mitos

1. Webb, P., "The Measurement of Energy Exchange in Man: An Analysis", *American Journal of Clinical Nutrition*, 1980, vol. 33, núm. 6, pp. 1299-1310.
2. Liebel, R. et al., "Changes in Energy Expenditure Resulting from Altered Body Weight", *New England Journal of Medicine*, 1995, vol. 322, p. 621.
3. O'Keefe Jr., J.J., Lavie Jr., C.J. y McCallister, B.D., "Insights into the Pathogenesis and Prevention of Coronary Artery Disease", *Mayo Clinic Proceedings*, 1995, 70, pp. 69-79.
4. DeLorgeril, N. Manelle y Salen, P.A., "A Mediterranean Type Diet in the Secondary Prevention of Coronary Artery Disease", *Circulation*, 1993, 88 (supl.), pp. 1-165.
5. Artaude-Wild, S.M. et al., "Differences in Coronary Mortality Can Be Explained by Differences in Cholesterol and Saturated Fats in 40 countries, but Not in France and Finland: A Paradox", *Circulation*, 1993, 88, pp. 2771- 2779.
6. Anderson, K.M., Castelli, W.P. y Levy, D., "Cholesterol and Mortality: 30 Years of Follow-Up from the Framingham Study", *Journal of American Medical Association* 1987, 257, pp. 2176-2180.

Glosario

Ácido graso libre El componente estructural de la grasa.

Amilasas Enzimas segregados por las glándulas salivares y el páncreas para descomponer los carbohidratos.

Aminoácidos Componentes básicos de toda proteína. Hay nueve aminoácidos esenciales o necesarios que el cuerpo no puede fabricar, por lo que tiene que proveerse de ellos a través de los alimentos que ingerimos (un huevo contiene los nueve aminoácidos).

Antioxidantes Compuestos químicos que aceptan los radicales libres de oxígeno, inhibiendo así la oxidación de ácidos grasos poliinsaturados que son importantes para mantener la salud celular. Las vitaminas A, C, y E son antioxidantes.

Apnea del sueño La reducción en la respiración durante el sueño; frecuentemente asociada con la obesidad.

Arteriosclerosis Proceso de endurecimiento de las arterias a través de la formación de placas en las paredes interiores de los principales vasos sanguíneos.

Ateroma Depósito de colesterol, calcio y coágulos de sangre formado en las paredes de los principales vasos sanguíneos y que, eventualmente, produce obstrucciones de los mismos. También es conocido como **placa**.

Azúcares simples (también conocidos como monosacáridos) Los más importantes son la glucosa, la fructosa (azúcar de las frutas) y la galactosa (azúcar de la leche).

Bioflavonoides Compuestos que se encuentran en la naturaleza, principalmente como pigmentos amarillos que no contienen valor nutritivo, pero que sí pueden mejorar la salud de las paredes arteriales al reducir su contenido de colesterol.

Caloría Unidad de calor que se necesita para elevar 1 grado centígrado la temperatura de 1 un kilogramo de agua.

Carbohidratos Compuestos químicos que contienen carbón, hidrogeno y oxigeno. Los carbohidratos son una forma de azúcar almacenada.

Carbohidratos complejos Carbohidratos con una estructura más compleja, como el almidón o el glicógeno. El grado de complejidad no indica a qué velocidad se digieren los carbohidratos.

Células Beta Células especializadas del páncreas, responsables de la producción y secreción de la insulina.

Coagulo de sangre Sangre coagulada o cuajada.

Colesterol Compuesto que pertenece a la familia de sustancias llamadas esteroles. Normalmente se combina con la grasa al circular por la corriente sanguínea para ser distribuido a todas las células.

Colesterol de lipoproteína de alta densidad (HDL) Se cree que el colesterol de lipoproteína de alta densidad protege contra las enfermedades cardiacas.

Colesterol de lipoproteína de baja densidad (LDL) Se cree que el colesterol de lipoproteína de baja densidad es un factor de riesgo en las enfermedades cardiacas.

Dextrosa Un azúcar químicamente idéntico a la glucosa.

Diabetes mellitus (tipo 1) Enfermedad caracterizada por la falta dc insulina y que resulta en niveles elevados de glucosa (azúcar) en la sangre.

Diabetes mellitus (tipo 2) Enfermedad caracterizada por la resistencia de las células del cuerpo a las acciones de la insulina y que también resulta en niveles elevados de azúcar sanguíneo.

Energía La capacidad para producir movimiento o calor.

Esteroles Esteroides complejos, uno de los cuales es el colesterol.

Fibrinógeno de plasma Proteína que interviene en la formación de coágulos sanguíneos.

Fitoquímicos Químicos y nutrientes de origen vegetal.

Fructosa Un azúcar simple que se encuentra en las frutas. Su efecto de estimular la insulina es más bajo que el de la galactosa y la glucosa.

Galactosa Un azúcar simple que se encuentra en los productos lácteos. Su efecto de estimular la insulina es menor que el de la glucosa.

Glicéridos Nombre que se usa para el grupo de las grasas. Los monoglicéridos, diglicéridos, y triglicéridos, que contienen uno, dos o tres ácidos grasos, son el principal elemento de la grasa.

Glicerol Uno de los componentes de las grasas. Químicamente es un alcohol que se combina con los ácidos grasos para producir las grasas.

Glicerol-3-fosfato Producto metabólico que se genera cuando la glucosa se transforma en triglicérido.

Glicógeno Forma compleja de glucosa que se almacena en el hígado y en los músculos para ser utilizada cuando sea necesaria para producir energía.

Glucagón Hormona segregada por el páncreas que ayuda a regular el azúcar sanguíneo y a metabolizar la grasa almacenada.

Glucosa La forma en que el azúcar circula en la corriente sanguínea. También es la principal fuente de energía del cuerpo.

Grasas monoinsaturadas Moléculas de grasa que contienen solamente un enlace. Un ejemplo de estas grasas son los aceites que se encuentran en las aceitunas, el maní o cacahuete y en las nueces pacanas *(pecan)*.

Grasas poliinsaturadas Moléculas de grasa que contienen dos o más enlaces dobles. La mayoría (no todos, como el de coco) de los aceites vegetales son de este tipo.

Grasas saturadas Moléculas de grasa en las que los átomos de carbón y de hidrógeno están completamente unidos; se encuentran en la mayoría de las grasas animales.

Grasas trans Grasas parecidas a las saturadas, que pueden ser producidas al calentar los aceites. Las grasas trans aumentan el LDL (colesterol malo) y reducen el HDL (colesterol bueno).

Hígado Órgano que dirige el metabolismo de los carbohidratos, las proteínas y las grasas, así como la fabricación de las enzimas, el colesterol y otras sustancias importantes. Nuestra "computadora metabólica".

Hiperglicemia Niveles irregularmente elevados de azúcar (glucosa) sanguíneo.

Hiperlipidemia Niveles anormalmente elevados de lípidos en la sangre, normalmente colesterol, triglicéridos o ambos.

Hipertensión Niveles persistentemente elevados de la presión sanguínca.

Hipoglicemia Niveles irregularmente bajos de azúcar (glucosa) sanguíneo.

Índice glicémico Fórmula que mide la rapidez con que un alimento compuesto por carbohidratos se vuelve en glucosa y el alza provocado en el azúcar sanguíneo.

Insulina Hormona segregada por el páncreas. Disminuye el azúcar sanguíneo al instruir a las células a que utilicen la glucosa.

Lipasa Enzima segregada por el páncreas para ayudar a digerir las grasas.

Lípido Grasa de origen animal o vegetal.

Lipogénesis Formación de grasa a partir de la glucosa.

Lipolisis Proceso de descomposición de los triglicéridos en ácidos grasos libres y glicerol para ser utilizados por el cuerpo como fuentes de energía.

Lipoproteína lipasa Enzima muy importante en la acumulación de la grasa.

Lipoproteínas Combinación de grasa y proteína que circula por la corriente sanguínea. Son el principal vehículo de transporte de los lípidos.

Lipoproteínas de alta densidad (HDL) Son las lipoproteínas que llevan el colesterol de las células al hígado para su descomposición y eliminación del cuerpo. Probablemente el mejor determinante de riesgo para las enfermedades cardiacas y los ataques al corazón.

Lipoproteínas de baja densidad (LDL) Lipoproteínas importantes para transportar el colesterol.

Lipoproteínas de muy baja densidad (VLDL) Lipoproteínas que son importantes para transportar los componentes grasos del hígado a las células de grasa.

Maltosa Un disacárido compuesto de dos moléculas de glucosa. Es la unidad estructural fundamental del glucagón y del almidón.

Metabolismo La suma de todos los procesos químicos y fisiológicos por los cuales el cuerpo se desarrolla y se mantiene, y a través del cual se descompone la materia en un nuevo estado.

Modular Regular o controlar el flujo de algo.

Obesidad La presencia de un exceso de grasa corporal.

Osteoporosis Pérdida de densidad ósea. A menudo provoca fracturas.

Páncreas Órgano importante que produce tanto la insulina como el glucagón, así como enzimas digestivas como la lipasa.

Placa Depósitos de colesterol, calcio y coágulos de sangre en las paredes de los vasos sanguíneos. También se denomina ateroma.

Plaquetas Elementos de la sangre que son importantes en el proceso de la coagulación, la cual se inicia al unirse las plaquetas.

Resistencia a la insulina Es el fallo de la insulina de ejercer su efecto normal de permitir a la glucosa que entre en las células. Esto causa un aumento del azúcar sanguíneo y, por lo tanto, provoca la necesidad de producir aún más insulina.

Síndrome X Combinación de dos o más alteraciones de éstas: resistencia a la insulina, niveles elevados de insulina, triglicéridos elevados, obesidad e hipertensión.

Síntesis La fabricación o creación de una sustancia nueva.

Sistema linfático Red de pequeños vasos que drenan líquido de los tejidos para devolverlo al sistema cardiovascular. Es la principal ruta de absorción de grasas desde el intestino delgado.

Triglicéridos El tipo principal de grasa acumulado en la mayoría de los sistemas animales.

Vaciado gástrico El proceso de vaciar alimentos del estomago o el tiempo requerido por una comida para ser evacuada del estomago.

Apéndice A

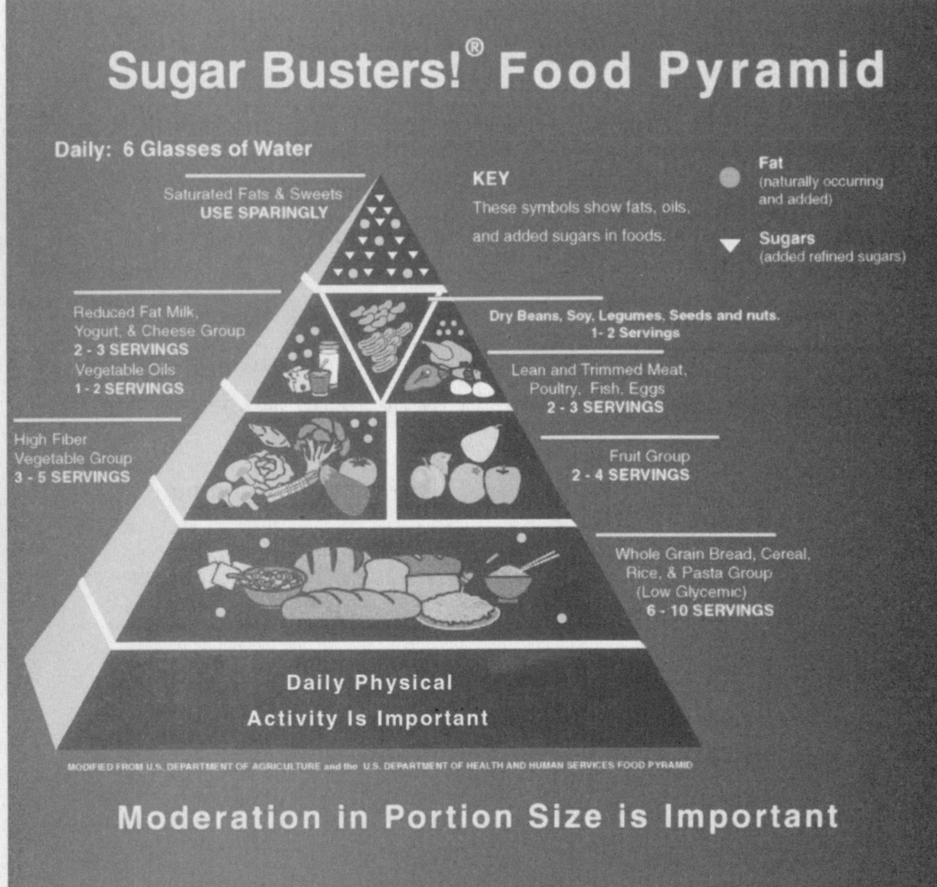

Sugar Busters!® Food Pyramid
Daily: 6 Glasses of Water
KEY
These symbols show fats, oils, and added sugars in foods.
Fat (naturally occurring and added)
Sugars (added refined sugars)
Saturated Fats & Sweets USE SPARINGLY
Reduced Fat Milk, Yogurt, & Cheese Group 2 - 3 SERVINGS
Vegetable Oils 1 - 2 SERVINGS
Dry Beans, Soy, Legumes, Seeds and nuts. 1- 2 Servings
Lean and Trimmed Meat, Poultry, Fish, Eggs 2 - 3 SERVINGS
High Fiber Vegetable Group 3 - 5 SERVINGS
Fruit Group 2 - 4 SERVINGS
Whole Grain Bread, Cereal, Rice, & Pasta Group (Low Glycemic) 6 - 10 SERVINGS
Daily Physical Activity Is Important
MODIFIED FROM U.S. DEPARTMENT OF AGRICULTURE and the U.S. DEPARTMENT OF HEALTH AND HUMAN SERVICES FOOD PYRAMID
Moderation in Portion Size is Important

Índice

Agradecemos los permisos recibidos

Reconocemos con agradecimiento a las siguientes personas por dejarnos reimprimir estas recetas, previamente publicadas:

Rick Bayless: "Ceviche clásico", "Frijoles Mexicanos", y "Salmón asado con salsa veracruzana con esencia de limón y tomillo" del libro *Mexico: One Plate at a Time,* de Rick Bayless. Copyright © 2000 Rick Bayless. Reimpreso con permiso de Rick Bayless, Scribner una división de Simon & Schuster Adult Publishing Group y The Doe Coover Agency.

Tom Douglas: "La ensalada sabrosa de atún de Tom con panqueques de trigo integral y cebollinos" y "Salsa Sake", del libro *Tom Douglas' Seattle Kitchen,* de Tom Douglas. Copyright ©2000 Tom Douglas. Reimpreso con permiso de Tom Douglas y William Morrow, una división de HarperCollins Publishers, Inc.

Daniel Orr: "Pechuga de pollo perfumada con cabecitas de vegetales y batata, boniato o camote", "Mezcla de pimientas *aux Poivres*", "Filetes de atún a la pimienta" y "Ensalada de Cebada con aderezo de chile, hierbas y lima", del libro *Daniel Orr Real Food,* de Daniel Orr. Copyright ©1997 Daniel Orr. Reimpreso con permiso de Daniel Orr y Rizzoli International Publications.

Agradecemos a los chefs de los restaurantes nombrados a continuación por su generosidad al ofrecer sus recetas para *¡El Nuevo Sugar Busters!*

Mark Abernathy de Loca Luna (Little Rock, AR); Rick Bayless de Topolobampo (Chicago, IL); Franklin Becker de Capitale (Nueva York, NY);Jesse Cool de Flea Street Café (Menlo Park, CA); Gary Coyle de Tavern on the Green (Nueva York, NY); Sheri Davis de Dish (Atlanta, Georgia); Tom Douglas de Dahlia Lounge (Seattle, WA); Jean-Marie Dubos del hotel Crescent Court (Dallas, TX); Susanna Foo de Susanna Foo Chinese Cuisine (Filadelfia, PA); Dominic Galati de Dominic's (St. Louis, MO); Gilbert Garza de Suze (Dallas, TX); Bernard Guillas de The Marine Room (La Jolla, CA); Ray Henry de Caneel Bay (St. John, Islas Vírgenes de EE.UU.); Shoji Hirota del hotel Seiyo Ginza (Tokio, Japón); Chris Janssens de The Dharmawangsa (Yakarta, Indonesia); Aaron Keller de Humpty's Great Alaskan Alehouse (Anchorage, AK); Roxanne Klein de Roxanne's (Larkspur, CA); Deborah Knight de Mosaic (Scottsdale, AZ); Marc Lippman de Las Ventanas al Paraíso (Baja California Sur, México); Tim Love de The Lonesome Dove Western Bistro (Fort Worth, TX); Tory McPhail de Commander's Palace (Nueva

Orleáns, LA); Johny y Mary Mosca de Mosca's Restaurant (Avondale, LA); Eberhard Mueller de Bayard's (Nueva York, NY); Daniel Orr de Guastavino's (Nueva York, NY); Warren Pearson de Al Faisaliah (Riyadh, Arabia Saudita); Francis Perrin de Frederick's (San Antonio, TX); Milton Prudence de Galatoire's (Nueva Orleáns, LA); Patricia Radicevic de Three Brothers Restaurant (Milwakee, WI); Tom Rapp de États-Unis (Nueva York, NY); Michael Reuter de Little Dix Bay (Virgin Gorda, Islas Vírgenes Británicas); Michael Richard de Citronelle (Washington, D.C.); Hans Röckenwagner de Röckenwagner (Santa Mónica, CA); Charlie Socher de Café Matou (Chicago IL); Tony Vallone de Tony's (Houston TX); Bob Waggoner de Charleston Grill (Charleston, SC).

Los autores

H. Leighton Steward tiene una Maestría en Ciencias de la Universidad Metodista del Sur (SMU, según sus siglas en ingles) de Dallas, Texas, y fue director general de una compañía de energía que se encuentra en la lista Fortune 500 de las mayores empresas de los Estados Unidos. Es el autor de un folleto sobre la pérdida de tierra en las marismas de la desembocadura del río Mississippi. Cien mil de estos folletos están en circulación por todo el mundo y se usan como referencia por muchas instituciones educativas y gubernamentales. El señor Steward está en el consejo directivo del M.D. Anderson Cancer Center en Houston, Texas, y el de la Universidad de Tulane de Nueva Orleáns y es presidente de la junta de directores del Instituto para el Estudio del Hombre y la Tierra (de antropología, geología y estadística) de SMU. También fue presidente del Audobon Nature Institute de Nueva Orleáns. Su propio éxito con este modo de alimentarse y un historial familiar de diabetes le motivaron a escribir *¡Sugar Busters!®*.

Morrison C. Bethea, M.D. es graduado por el Davidson College y la Facultad de Medicina de la Universidad de Tulane. El doctor Bethea terminó sus estudios de posgrado en cirugía cardiaca, torácica y vascular en el Columbia-Presbyterian Medical Center de Nueva York. Es asesor médico de Freeport-McMoRan, Inc., y ocupa un puesto en el directorio de la compañía de exploraciones McMoRan Explorations Co. y del Tenet's Memorial Medical Center de Nueva Orleáns. El doctor Bethea es diplomado por la Junta Americana de Cirugía Torácica y profesor de Cirugía del Tulane Medical Center. También es autor de muchas publicaciones en el campo de la medicina cardiovascular.

Samuel S. Andrews, M.D. es graduado por la Facultad de Medicina de la Universidad Estatal de Luisiana. Es reconocido como una autoridad en el tratamiento de la obesidad y ejerce la carrera de endocrinólogo en el Audubon Internal Medicine Group. El doctor Andrews es autor de varias publicaciones científicas y actualmente está llevando a cabo investigaciones en el campo de la nutrición sobre los efectos de los carbohidratos de bajo contenido glicémico en los adultos y en los niños. Ocupa plaza en el Colegio Americano de Médicos y el Colegio Americano de Endocrinología. El doctor Andrews es profesor clínico asociado en la Facultad de Medicina de la Universidad Estatal de Luisiana en Nueva Orleáns y miembro del Equipo de Transplantes Pancreáticos del Centro Médico de la Universidad Estatal de Luisiana.

Luis A. Balart, M.D. es graduado por la Facultad de Medicina de la Universidad Estatal de Luisiana. Terminó su formación en Gastroenterología en la clínica Ochsner y su especialización en el campo de Hepatología en la Universidad del Sur de California. El doctor Balart es jefe del Departamento de Gastroenterología de la Facultad de Medicina de la Universidad Estatal de Luisiana en

Nueva Orleáns y director clínico de Trasplantes Hepáticos en el Memorial Medical Center. El doctor Balart participa activamente en experimentos clínicos sobre el tratamiento de la hepatitis crónica viral y los desórdenes crónicos hepáticos. Es autor de numerosas publicaciones en estos campos.